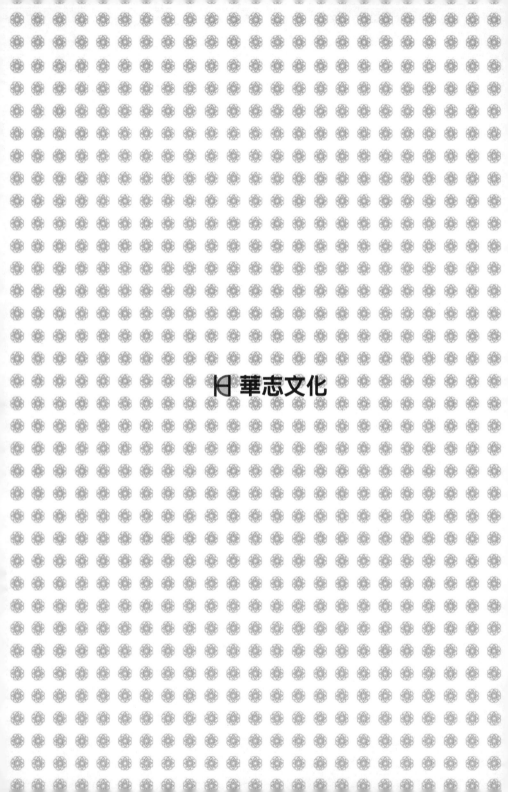

華志文化

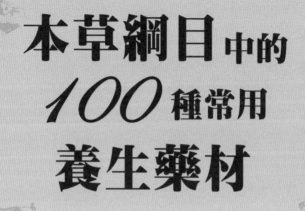

本草綱目中的
100種常用
養生藥材

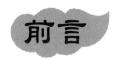

前言

　　人吃五穀雜糧，受四時之氣，生病在所難免，求醫問藥也就必不可少。千百年來無論是祛病還是養生，中藥都是必不可少的。古代醫家認為，人體與自然的風寒暑濕、春夏秋冬、花草樹木、鳥獸魚蟲息息相通，自然萬物之間存在著廣泛而永恆的相生、相剋、相制、相化的關係，所以人體的不適與病痛，自然界中總有一物可以化之。這正是中藥之所以能夠保健養生、防病治病的根本道理。

　　中藥滋補作為養生的一種重要方式，歷來就為人們所重視。中藥滋補是指當人體出現氣、血、陰、陽方面的不足，單靠食療無法改善其虧損時，應在中醫師指導下，進補適當的中藥，使體內陰陽趨於平衡，祛病健身，延年益壽。現代人越來越重視養生，適當運用中藥，不僅可以治病防病，改善臟腑功能，還可以補充人體缺乏的營養物質，使人健康長壽。自古就有「藥食同源」的說法，以中藥為基礎的食療藥膳是中國傳統醫學與美食的完美結合，一碗粥、一勺湯、一道菜，選用一些傳統的中藥材放進去，就可以成為滋補身體的藥膳，不僅能提高食物的營養價值，還能使其更加美味可口，讓健康與美味兼得。

　　但俗話說，「是藥三分毒」，不論是用中藥來治療疾病，還是用作日常保健，我們都有必要瞭解一點藥性、藥理和藥物的配合關係。這樣不但能減少用藥的盲目性，還能適當地給美食搭配一些輔料，使傳承千年的悠悠藥香給我們以貼心細緻的呵護。本書從《本草綱目》所述的幾百種傳統中藥中精心挑選最常見、

最常用、最有效的中藥,從來源、性味歸經、選購保存、現代研究、效用特點等方面做了詳細的介紹,並從治病驗方、備用成藥、經典藥膳等方面提出了相應的中藥祛病養生對策。無論是老人還是孩子,無論是高壓力下的丈夫還是疲憊的妻子,都可以從本書中找到適合自己身體的調養保健法。

【注】特別提醒:在使用書中推薦的藥物和藥方謹供參考,嚴重者必須到醫院進行診斷,並在醫生的指導下使用。

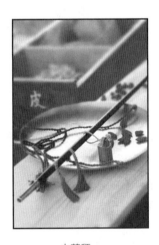

中藥秤

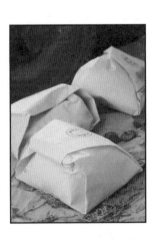

中藥袋圖

目錄

中藥裡的養生密碼

⊙中藥的四性

中藥的性質可以分為寒、涼、溫、熱四種，簡稱中藥的四性。中醫認為藥物是透過調節機體寒熱變化來調整人體陰陽盛衰的，因此，性質不同的中藥其效用各不相同。

溫熱性質的中藥：具有散寒、溫理、化濕、行氣、補陽等作用，主要用於寒證或機能減退的證候。如乾薑、當歸、何首烏、地黃、紅棗、桂圓肉、鹿茸、海馬等。

寒涼性質的中藥：具有清熱、瀉火、解毒、涼血、養陰或補陰等作用，主要用於熱證或機能亢進的疾病。如桑葉、葛根、金銀花、綠豆、梔子、蒲公英、板藍根等。

平性的中藥：藥性平和，多為滋補藥，用於體質衰弱或寒涼和溫熱性質中藥所不適應者。如黨參、太子參、靈芝、蜂蜜、阿膠、甘草、枸杞等。

中醫上講「熱則寒之，寒則熱之」。就是說寒涼藥用來治陽盛熱證，溫熱藥用來治陰盛寒證，簡要地指出了不同藥性所適用的症狀和體質。一旦用反，會導致病情進一步惡化。

⊙中藥的五味

中藥的五味是指其具有辛、甘、酸、苦、鹹五種最基本的

滋味。中藥的五味有兩種意義：一是指藥物本身的滋味，這是五味的本義；二是指藥物的作用範圍。

1.辛味藥：「能散能行」，是指具有辛味的中藥具有發散、行氣、行血的作用，用於治療外感表證、氣血瘀滯等疾病。所謂「辛散」，指中藥具有發散表邪的作用；「辛行」，是指其具有行氣行血的作用。一般來講，解表藥、行氣藥、活血藥多具有辛味。如木香行氣除脹。

2.甘味藥：「能補能和能緩」，是指其具有補益、和中、緩急等作用，用於治療虛證、脾胃不和、拘急疼痛等證。一般來講，滋養補虛、調和藥性及制止疼痛的藥物多具有甘味。如人參大補元氣、熟地滋陰補精血。

3.酸味藥：「能收，能澀」，是指其有收斂、固澀的作用，用於治療虛汗、久瀉、尿頻及出血證等。另外，酸味藥還能生津開胃消食，可用於食積、燥渴、胃陰不足等疾病。一般固表止汗、斂肺止咳、澀腸止瀉、固精縮尿、固崩止帶的藥物多具有酸味。如五味子固表止汗、烏梅斂肺止咳。

4.苦味藥：「能瀉能燥能堅」，是指其具有瀉下、燥濕和堅陰等作用。另外，輕度的苦味還具有開胃的作用，但苦味藥用量過大，不但會引起噁心、嘔吐，抑制胃液分泌，影響食欲，而且還會傷胃。苦味藥多用於熱證、火證、喘咳嘔吐、便秘等證。如黃芩、梔子清熱瀉火，杏仁降氣平喘。

5.鹹味藥：「能下能軟」，是指其具有潤下和軟堅散結的作用。所謂「能下」，是指鹹味藥有潤下通便的作用，可以用於大便乾結；所謂「能軟」，是指鹹味藥有軟堅散結的作用，用於治療痰核等疾病。

⊙服藥的時間

一般中藥可一日服用三次。噁心、嘔吐時應少量頻服，可減少對胃部的刺激，不致藥入即吐。

中藥應於飯前或飯後1小時服用，以免影響藥物與食物的消化吸收和藥效的發揮。如果服用補益類的中藥，尤其是入腎經的中藥，那麼最好是在飯前服用，這樣藥力可以直入下焦，如果服用的是治療上焦疾病的藥物，則最好在飯後服用，這樣療效更好。

服用中藥也不是必須固定一日兩次或三次，病情緊急時，就需頻服。古代醫書中經常記載此時要大鍋熬藥，隨時服藥。在治療咳嗽或者咽部疾病時，最好的服藥方式為小口頻呷，也就是小口喝，然後在嘴裡含一會兒，再慢慢地嚥下去。

⊙服藥的禁忌

煎好的中藥湯劑一般應溫服，如果是寒證時宜熱服，熱證時應涼服。

服用中藥時的飲食禁忌也很重要，遵守飲食禁忌有助於增強療效。比如《傷寒論》中解肌發表、調和營衛的桂枝湯，張仲景讓患者在喝完藥之後，再喝一些熱稀粥，這樣可以幫助人體生發胃氣，祛邪外出。一般來說，服用中藥以後最好是清淡飲食，切忌生冷、辛熱、油辣、腥膻，因為這些因素會影響藥物吸收，而常喝一些小米粥、山藥粥則可以幫助人體的胃氣迅速恢復。

❋ 第一章 ❋
清熱解毒中藥

①板藍根

【別名】大青葉根、草大青根、青藍根等。

【來源】十字花科植物菘藍的乾燥根。

【性味歸經】味苦，性寒，歸心、胃經。

【產地溯源】主產於河北、安徽、江蘇、湖南、江西、廣東、廣西等地。

【現代研究】板藍根主要含有靛藍、靛玉紅、β-穀甾醇、棕櫚酸、尿苷、次黃嘌呤、尿嘧啶、青黛酮和胡蘿蔔苷等。藥理研究證實，板藍根具有抗病毒、解熱、抗菌、增強免疫、抗氧化、抗白血病等作用。

【選購保存】板藍根的選購以根條長而均勻、乾燥、質油潤者為佳。貯乾燥容器內，密閉，置通風乾燥處，防霉，防蛀。

❧ 效用特點

板藍根的主要功效是清熱解毒、涼血利咽。板藍根苦寒，中醫認為苦能瀉火，寒能清熱，板藍根善於清解實熱火毒，尤其善於解毒利咽散結，是治療感冒發熱、溫病初起、咽喉腫痛的首選中藥。板藍根具有抗病毒作用，對病毒性感冒的預防與

治療作用有目共睹。此外，板藍根還是臨床上治療病毒性肝炎的常用藥物。

　　板藍根的常規用法是水煎煮，用量是9～15克。由於板藍根性苦寒，易傷人體陽氣，故體虛而無實火熱毒者忌服，脾胃虛寒者慎用。

治病驗方

　　板藍根薑活汁：板藍根50克、薑活15克。煎湯，1日2次分服，連服2～3日。治流行性感冒。

備用成藥

　　板藍根顆粒：清熱解毒，適用於病毒性感冒，咽喉腫痛。

　　抗感冒顆粒：疏風解表，清熱解毒，用於風熱感冒，發熱惡風，鼻塞頭痛，咽喉腫痛。

經典藥膳

　　板藍根銀花糖漿：板藍根100克、金銀花50克、甘草15克、冰糖適量。上藥加水600CC，煎取500CC，去渣，加冰糖適量。清熱解表，用於風熱感冒。

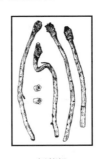

板藍根

② 薄荷

【別名】眼藥草、夜息香、金不換、涼喉草、水益母、升陽菜等。

【來源】唇形科植物薄荷的乾燥地上部分。

【性味歸經】味辛，性涼，歸肺、肝經。

【產地溯源】中國南北均產，尤以江蘇、安徽、浙江、江西產者最為著名。產於江蘇太倉者為地道藥材，品質最優，故稱為「蘇薄荷」。

【現代研究】薄荷主要含有揮發油、異端葉靈、薄荷糖苷及多種游離胺基酸等。藥理研究證實，薄荷具有抗病毒、發汗解熱、祛痰、止咳、調節血管功能、抗菌、消炎、止痛等作用。

【選購保存】薄荷的選購以葉多而肥、色綠、無根、乾燥、香氣濃者為佳。貯乾燥容器內，置陰涼乾燥處，防潮。

☙ 效用特點

薄荷是一味辛涼的中藥，有芳香的氣味，具有發散作用，性涼可以清熱，為辛涼解表藥中最能宣散表邪且有一定發汗作用的藥物，是治療咽喉紅腫疼痛、口乾口渴、舌邊尖紅、苔薄黃，包括現代醫學的上呼吸道感染及急性感染性疾病或傳染性疾病等的常用藥。

薄荷的常規用法是水煎服，用量3～6克；由於薄荷含有揮發油，所以不宜久煎，應在其他藥物快煮好時入鍋。薄荷芳香辛散，發汗耗氣，故體虛多汗者慎用。

ᏽᎦ 治病驗方

①**銀翹散**：連翹、金銀花各15克，桔梗、薄荷、牛蒡子各6克，竹葉、荊芥穗各4克，生甘草、淡豆豉各5克，水煎服。辛涼透表，清熱解毒。治療溫病初起，症見發熱無汗，或有汗不暢，微惡風寒，頭痛口渴，咳嗽咽痛；流感、急性支氣管炎、肺炎、百日咳、腮腺炎等見上述證候者可選用；同時，銀翹散也是中國研製的一種有效治療A型H1N1流感的新中藥「金花清感方」的基礎方。

②**薄荷粉**：薄荷葉4.5克，黃柏、硼砂各3克，冰片0.15克，上藥共研末，擦患處，治療口瘡。

③**薄荷丁香厚朴液**：丁香、厚朴各1克，薄荷0.5克，金銀花1.5克，加水煎成50CC藥液，分數次漱口，每日2～3次，治療口臭。

ᏽᎦ 經典藥膳

①**薄菊粥**：薄荷、菊花各9克，桑葉、淡竹葉各6克。水煎，沸後5分鐘，濾汁、去渣，加白米100克，煮粥。辛涼解表，滋咽潤喉。

②**薄荷茶**：薄荷葉30片、生薑2片、人參5克、石膏30克、麻黃2克。將上述藥物研成粗末，用水煎，濾汁即可。辛涼解表，清咽利喉。

③金銀花

【別名】忍冬花、二寶花、銀花、雙花、雙苞花、金藤花等。

【來源】忍冬科植物忍冬的乾燥花蕾或帶初開的花。

【性味歸經】味甘，性寒，歸肺、心、胃經。

【產地溯源】中國各地均有分佈，產於河南省密縣、登封等地者品質最優。

【現代研究】金銀花主要含有揮發油、木犀草素、綠原酸、黃酮類、肌醇、皂苷、鞣質等。藥理研究證實，金銀花具有解熱、抗菌、抗炎、增強免疫力、降低膽固醇、興奮中樞神經、預防實驗性胃潰瘍等作用。

【選購保存】金銀花的選購以花蕾未開放、乾燥、黃白色者為佳。貯乾燥容器內，置陰涼、乾燥處，防潮、防蛀。

效用特點

金銀花甘寒，氣味芳香，有疏散之功，歸肺經，善於疏散肺經風熱，透邪外出，常用於治療身熱頭痛、咽痛口渴等症，常與連翹、薄荷、牛蒡子等同用。

金銀花的常規用法是水煎服，用量6～15克。脾胃虛寒者忌用。

治病驗方

①金銀花蒲公英汁：金銀花15克，蒲公英20克，菊花、紫花地丁各10克，甘草6克，水煎服，治療多發性癤腫。

②**金銀花鹿角霜飲**：金銀花45克、鹿角霜15克、王不留行12克，黃酒1杯為引，水煎服，治療乳腺病症。

③**金銀花連翹粉**：金銀花、連翹各等分，混合磨成粗末，每服18克，清水煎服，治療感冒。

經典藥膳

①**銀花粥**：金銀花、淡豆豉各10克，蘆根15克，桑葉5克，白米60克，白糖適量。前四味藥用布包煎，去渣取汁，再放白米同煮，待粥將熟放少許白糖即可。辛涼解表，生津，用於身體酸痛、汗少或頭昏脹痛。

②**金銀花酒**：金銀花50克、甘草10克、黃酒半碗。金銀花、甘草用水2碗，煎至半碗，再入黃酒略煎，分三份，早、中、晚各服一份。清熱解毒，用於溫熱病初起，瘡癰腫癤等外科疾病。

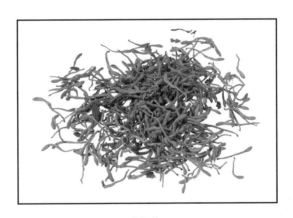

金銀花

4 菊花

【別名】甘菊、藥菊、女花、傳延年、茶菊等。

【來源】菊科植物菊的乾燥頭狀花序。

【性味歸經】味甘、苦,性微寒,歸肺、肝經。

【產地溯源】主產於浙江、安徽、河南、四川等地,以安徽、河南的品質最佳。藥材按產地和加工方法的不同,分為「亳菊」、「滁菊」、「貢菊」、「杭菊」等,以亳菊和滁菊品質最優。

【現代研究】菊花主要含有揮發油、菊苷、腺嘌呤、膽鹼、黃酮、水蘇鹼、維生素、胺基酸及刺槐素等。藥理研究證實,菊花具有解熱、抗菌、降血壓、擴張冠狀動脈、增加動脈流量、縮短凝血時間、抗炎、鎮靜、耐缺氧等作用。

【選購保存】菊花的選購以花序完整、乾燥、不散瓣、無梗葉、香氣濃郁者為佳。貯乾燥容器內,置陰涼乾燥處,防霉、防蛀。

效用特點

菊花是藥、食兩用的物品,具有很好的藥用價值。菊花味辛疏散,體輕達表,氣清上浮,微寒清熱,可疏散肺經風熱,常用於治療風熱感冒,或溫病初起,溫邪犯肺,發熱、頭痛等症,常與桑葉配伍使用。此外,菊花還有較好的平肝潛陽作用,現代研究也證實菊花有一定降壓作用,是治療肝陽上亢型高血壓的常用之品。

菊花的常規用法是水煎服,用量5～9克。由於花的顏色不

同，菊花又有黃菊花和白菊花之分。疏散風熱宜用黃菊花，平肝、清肝、明目宜用白菊花。

治病驗方

①**菊花枸杞液**：菊花、枸杞各9克，水煎服或代茶飲，治療視物模糊、昏花。

②**雙花汁**：金銀花、菊花各24克，頭暈甚者加桑葉12克，血脂高者加山楂12～24克，開水沖當茶飲，治療高血壓。

經典藥膳

①**菊花茶**：菊花6～12克，開水泡茶，長期飲用。清肝火，用於肝火上炎或陰虛陽亢型高血壓。

②**菊花蜜飲**：菊花50克，加水500CC，稍煮後保溫30分鐘，過濾後加入適量蜂蜜，攪勻之後飲用。具有養肝明目、生津止渴、清心健腦、潤腸等作用。

③**菊花山楂粥**：乾菊花（去蒂）、山楂片各9～12克，研末；白米45～60克，冰糖少許，加水500CC，煮至米開而湯末稠時，調入菊花、山楂末，然後改用小火煎煮片刻，粥稠即可。清肝火，行氣消瘀，用於高血壓病、冠心病。

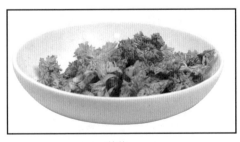

菊花

5 黃連

【別名】味連、雅連、雲連、川連、雞爪連、峨眉連、土黃連、野連等。

【來源】毛茛科植物黃連、三角葉黃連或雲連的乾燥根莖。

【性味歸經】味苦，性寒，歸心、脾、胃、肝、膽、大腸經。

【產地溯源】主產於四川、雲南、湖北等地。習慣認為產於四川樂山、雅安地區的「雅連」以及產於重慶萬州、涪陵地區與湖北西部及鄖陽地區的「味連」、「雞爪連」品質最佳。

【現代研究】黃連主要含有小檗鹼、黃連鹼、藥根鹼、甲基黃連鹼、巴馬亭等生物鹼類以及鋁、鎂、鉀、汞、鉛等其他無機元素。藥理研究證實，黃連有抗炎、抑制中樞、解熱、抗心肌缺血和心律失常、抑制血小板聚集、興奮呼吸運動、興奮胃腸平滑肌、抗潰瘍、利膽、降血糖等作用。

【選購保存】川連（味連、雞爪連）、雅連以身乾、肥壯、連珠形、無殘莖毛鬚、質堅體重、斷面紅黃者為佳；雲連以身乾、條細緊、曲節多、鬚根少、色黃綠者為佳。置通風乾燥處保存。

🐍 效用特點

黃連一般的用法是2～5克，水煎服，外用及內服適量皆可。黃連的作用比較多，但由於其屬大苦大寒的中藥，頻繁使用或用量較大容易傷害胃氣，常說的「苦寒敗胃」即是，故對

於脾胃虛寒、脾腎虛瀉、胃虛嘔吐的人不適合使用；中醫認為苦燥容易損傷人體的陰津，因此對於陰虛津傷的人也應慎用。

黃連作藥用時較為講究，除生用外，還有經酒、薑汁、吳茱萸水等炮製後的黃連用品。酒黃連善於清解頭部的火熱，用於目赤腫痛、口舌生瘡等；薑黃連善清胃熱止嘔，常用於濕熱阻滯的噁心嘔吐。

❧ 治病驗方

黃連解毒湯：黃連、梔子各9克，黃芩、黃柏各6克，水煎服。瀉火解毒。治療大熱煩躁，口燥咽乾，錯語不眠，或熱病吐血，衄血，或熱甚發斑，或身熱下痢，或濕熱黃疸，或外科癰瘍疔毒，小便黃赤等；急性腸炎、急性黃疸型肝炎、膿毒血症等。

❧ 備用成藥

黃連膠囊：清熱燥濕，瀉火解毒，用於濕熱蘊毒所致的痢疾、黃疸，症見發熱、黃疸、吐瀉、納呆、尿黃如茶、目赤吞酸、牙齦腫痛或大便膿血。

❧ 經典藥膳

黃連薑汁茶：黃連、綠茶、薑汁、紅糖各適量。將綠茶、黃連用開水沖泡，5分鐘後倒入薑汁、紅糖，調勻即可，隨意飲服。清熱、和胃、止痢，用於痢疾等。

6 決明子

【別名】草決明、草決明子、羊明、羊角、馬蹄決明、還瞳子、狗屎豆、假綠豆、馬蹄子、千里光、芹決。

【來源】豆科植物決明或小決明的成熟種子。

【性味歸經】味甘、苦、鹹，性微寒，歸肝、腎、大腸經。

【產地溯源】主產於安徽、江蘇、浙江、廣東、廣西、四川等地。

【現代研究】決明子主要含有大黃素、決明素、維生素A等。

藥理研究證實，決明子具有降低血壓、抗病原微生物、降血脂、通便、收縮子宮平滑肌等作用。

【選購保存】決明子的選購以粒飽滿、色棕綠者為佳。置於陰涼乾燥處，防熱防蛀。

❧ 效用特點

決明子具有清熱明目的作用，是臨床常用的眼科藥物。近年來臨床上又常用決明子治療肝陽上亢所致高血壓頭痛眩暈等，常與夏枯草、鉤藤、牡蠣等同用，這與其清肝作用有關。現代藥理研究也證實，決明子的多種提取液均具有降血壓的作用。決明子還有很好的降血脂作用，決明子水煎或製成片劑服用，可作為高血脂症的備選藥品。決明子還有減肥美容的作用，這主要與其可潤腸通便，清除體內宿便有關。

決明子的常規用法是水煎煮，用量是10～15克，用於通便

時不宜久煎。脾胃虛寒、泄瀉及低血壓患者慎用。

🐛 治病驗方

①決明子夏枯草汁：決明子15克、夏枯草9克，水煎服。可以治療高血壓。

②決明子水：決明子適量，炒黃，搗成粗粉，加糖泡開水服，每次3克，每日3次。可以治療高血壓。

③決明子汁：決明子50克，水煎服，每日2次，治療高血脂症。

🐛 經典藥膳

①決明子綠茶：決明子、綠茶各5克。將決明子用小火炒至香氣溢出時取出，將炒好的決明子和綠茶同放杯中，加入沸水，浸泡3～5分鐘後即可飲服。隨飲隨續水，直到味淡為止。清熱平肝，降脂降壓，潤腸通便，明目益睛。

②決明降壓粥：決明子、白菊各10克，白米100克，白糖適量。將決明子加水煎汁去渣，將淘洗乾淨的白米放入鍋內，加入決明子煎汁和適量的水共煮粥。粥成時加入菊花、白糖即成，用於高血壓。

③桃仁決明蜜茶：桃仁10克、決明子12克、蜂蜜適量。將桃仁、決明子用水煎，加蜂蜜適量沖服。活血降壓，清肝益腎，用於高血壓。腦出血患者勿用。

7 夏枯草

【別名】麥穗夏枯草、麥夏枯、鐵線夏枯、鐵色草、棒柱頭花等。

【來源】唇形科植物夏枯草的果穗。

【性味歸經】味辛、苦，性寒，歸肝、膽經。

【產地溯源】中國各地均產，主要產於江蘇、浙江、安徽、河南等地。

【現代研究】夏枯草主要含有三萜皂甙、咖啡酸、生物鹼、水溶性鹽類等。藥理研究證實，夏枯草具有降血壓、抗心律失常、抗炎、抑菌等作用。

【選購保存】夏枯草的選購以色紫褐、穗大者為佳。貯存時防潮、防蛀。

効用特點

夏天是植物生長茂盛的時期，但卻是夏枯草的枯萎期，故得此名。夏枯草主歸肝經，肝開竅於目，其性寒能清熱，故具有很好的清肝火、明目的作用。現代藥理研究證實夏枯草的莖、葉、穗及全草均有降壓作用，但穗的作用較明顯，所以臨床常用於治療高血壓，單用即可起效。夏枯草的常規用法是加水煎煮，用量是6～15克。脾胃虛寒人群應慎用。

治病驗方

①夏枯草海藻昆布丸：夏枯草、海藻各15克，昆布30克，共研細粉，煉蜜為丸，每服9克，每日2次，治療甲狀腺腫。

②**夏枯草紅棗飲**：夏枯草60克、紅棗30克，加水1500CC，小火煎得300CC，分3次服，治療肝炎。

經典藥膳

①**夏枯草黑豆湯**：夏枯草30克、黑豆50克、白糖20克。夏枯草洗淨，黑豆用水浸泡30分鐘後，將兩者倒入鍋中，加水1500CC，用小火煮1個小時，撈出夏枯草，加入白糖，繼續煎煮30分鐘，至黑豆酥爛，豆汁約剩下500CC時即可，吃豆飲湯，分1～2次吃完。補腎養肝，降壓止痛。

②**杜仲夏枯草瘦肉湯**：豬瘦肉250克，杜仲、夏枯草各30克，紅棗4枚。將豬瘦肉洗淨切塊，用沸水焯過；夏枯草去雜質，紅棗去核，與杜仲一起分別洗淨。將上述材料一起放入鍋中，加適量清水燒沸後，用小火燉2～3個小時，調味即可。飲湯食肉。補肝腎，清肝火，降血壓，適用於肝腎虛、肝火旺型高血壓患者，也可用於卒中（中風）後遺症者。

③**夏枯草粥**：夏枯草10克、白米50克、冰糖少許。夏枯草洗淨，放入砂鍋中煎煮，去渣取汁；白米洗淨後放入藥汁中熬粥，出鍋前放入冰糖即可。每日2次，溫熱食用。清肝，散結，降血壓，適於高血壓患者食用。

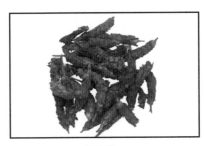

夏枯草

8 牛黃

【別名】西黃、犀黃、西牛黃、醜寶、京牛黃、真牛黃等。

【來源】牛科動物牛乾燥的膽結石。

【性味歸經】味甘，性涼，歸心、肝經。

【產地溯源】主產於北京、天津、內蒙古、陝西、新疆、青海、河北、黑龍江等地。產於北京、天津、內蒙古及河北的稱為「京牛黃」；產於西北及河南的稱為「西牛黃」；產於江蘇、浙江的稱為「蘇牛黃」；產於廣西、廣東的稱為「廣牛黃」。牛黃分為膽黃和管黃兩種，以膽黃品質為佳。

【現代研究】牛黃主要含有膽酸、去氧膽酸、膽甾醇膽色素、麥角甾醇、維生素D、鈉、鈣、鎂、鋅、鐵、銅、磷等。藥理研究證實，牛黃具有降血壓、鎮靜、抗驚厥、解熱、利膽、保肝、抗炎、止血、降血脂等作用。

【選購保存】牛黃的選購以完整、顏色棕黃、質地鬆脆、斷面層紋清晰而細膩者為佳。貯存時防潮、防蛀。

✎ 效用特點

牛黃的藥用價值主要是清熱解毒，涼肝息風，化痰開竅。牛黃性涼，氣味芳香，歸心經，有很強的開竅醒神作用。對於痰熱阻閉心竅所致中風出現的神志昏迷，或伴有胡言亂語、高燒不退、煩躁不安、驚風抽搐等，有極佳的救治效果，常與麝香、冰片、朱砂等開竅醒神藥物配伍。最有代表性的複方是久負盛名的急症用藥——安宮牛黃丸，該方從古至今在治療腦血

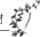

管意外等危急病情時發揮了重要的急救作用。

　　牛黃的使用方法一般是粉碎後製成丸劑或散劑內服，每次0.15～0.35克。牛黃寒涼，只有實熱證的人才能使用，此外牛黃的開竅作用強，孕婦慎用。

治病驗方

　　①**安宮牛黃丸**：牛黃、鬱金、水牛角、黃連、朱砂、山栀、雄黃、黃芩各30克，冰片、麝香各7.5克，珍珠15克，製作大蜜丸，口服。清熱解毒，開竅醒神，治療中風昏迷，高熱煩躁，或神昏譫語，舌謇肢厥。

　　②**朱砂牛黃湯**：朱砂15克、牛黃0.3克。上藥同研如面，以水調下服之。治小兒肺熱、驚風、癲癇。

備用成藥

　　①**安宮牛黃丸**：清熱解毒，鎮驚開竅，用於熱病，邪入心包，高熱驚厥，神昏譫語；中風昏迷及腦炎、腦膜炎、中毒性腦病、腦出血、敗血症等見上述症狀者。

　　②**牛黃降壓丸（膠囊）**：清心化痰，平肝安神，用於心肝火旺、痰熱壅盛所致的頭暈目眩、頭痛失眠、煩躁不安。

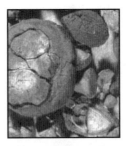

牛黃

9 黃柏

【別名】黃檗、元柏、檗木、檗榮、檗皮等。

【來源】芸香科植物黃皮樹及黃檗的乾燥樹皮。

【性味歸經】味苦，性寒，歸腎、膀胱經。

【產地溯源】黃皮樹主產於四川、貴州等地；黃檗主產於吉林、遼寧等地。

【現代研究】黃柏主要含有小檗鹼、黃柏鹼、木蘭花鹼、藥根鹼、掌葉防己鹼、黃柏內酯、黃柏酮、黃柏酮酸、7-脫氫豆甾醇、β-穀甾醇、菜油甾醇等。藥理研究證實，黃柏具有抗滴蟲、止癢、抗菌、降壓、止咳、抗潰瘍等作用。

【選購保存】黃柏的選購以皮厚、斷面色黃者為佳。置於陰涼乾燥處，防熱、防蛀。

效用特點

黃柏藥性屬寒，故具有清熱燥濕的作用。古代中醫專著《傅青主女科》中寫到「夫帶下俱是濕症」，當然濕有寒熱之分。若濕熱互結，流注下焦，損傷婦女的任脈和帶脈，則易導致帶下病，使婦女白帶的分泌量、顏色、質地、氣味發生異常，如帶下量多，顏色發黃，黏稠，有臭氣，或伴有陰部瘙癢、發熱、小腹疼痛等。黃柏善於治療下焦濕熱，是治療婦女濕熱帶下的常用藥物。可以單獨使用，也可與山藥、芡實、車前子等藥配伍用。黃柏一般煎煮內服或熏洗，用量是5～10克。黃柏性寒，脾胃虛寒者忌用。

⅋ 治病驗方

雙黃汁：黃耆30克，當歸15克，金銀花、土茯苓各24克，黃柏、天花粉、蛇床子各12克，水煎服。治療神經性皮炎。

⅋ 經典藥膳

①**二妙散**：黃柏、蒼朮各60克，甘草梢適量。黃柏和蒼朮研為細末；甘草梢用沸水泡茶，入藥末9克調服，每日3次。清熱燥濕，瀉火止帶，用於濕熱帶下，陰部濕瘡等。

②**大薊黃柏飲**：大薊、炒黃柏各15克，艾葉9克，白雞冠花、木耳各6克，黃酒適量。諸藥加水、適量黃酒煎湯，去渣取汁，連服7天。涼血祛瘀，消癥散結，用於盆腔炎或炎性包塊等。

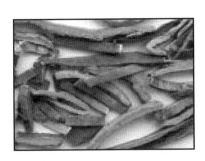

黃柏

10 苦參

　　【別名】驕槐根、白莖根、虎麻根、岑莖根、祿白根、川參、鳳凰爪、牛參、水榜根、地槐根、野槐根、山槐根、山槐於根、山槐樹根、白萼根等。

　　【來源】豆科植物苦參的乾燥根。

　　【性味歸經】味苦，性寒，歸心、肝、胃、大腸、膀胱經。

　　【產地溯源】主產於山西、河南、河北等地。

　　【現代研究】苦參主要含有苦參鹼、羥基苦參鹼、臭豆鹼等生物鹼，另含黃酮類化合物。藥理研究證實，苦參具有抗炎、抑菌、抗心律失常、增加冠脈血流量、保護心肌、抗過敏、鎮痛、祛痰平喘、利尿等作用。

　　【選購保存】苦參的選購以條勻、斷面色黃白、無鬚根、味苦者為佳。置於陰涼乾燥處，防熱、防蛀。

效用特點

　　苦參在中國分佈廣泛，應用歷史悠久，因其味道極苦而得名。

　　味苦的藥物能燥濕，苦參性寒能清熱，所以苦參既擅長清熱燥濕，又能殺蟲止癢，通利小便，使濕熱從小便排出。是治療濕熱下注，帶下量多、黃稠、臭穢，陰部瘙癢的常用藥物，可與黃柏、龍膽、蛇床子、白鮮皮等合用。

　　苦參內服和局部熏洗均可，用量是3～9克。由於苦參性寒，容易損傷脾胃，脾胃虛寒的患者應當慎用。

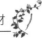

☙ 治病驗方

①**苦參散**：苦參、黃連、黃柏、蛇床子各30克，水煎服。清熱燥濕。治療陰道炎、附件炎等婦科炎症。

②**苦參牡蠣丸**：苦參6克、牡蠣4.5克。上藥為末，用雄豬肚1個，加水3碗煮爛，搗泥和丸，如梧桐子大小。每服百丸，溫酒下。治療赤白帶下。

☙ 經典藥膳

①**苦參雞蛋**：苦參6克、雞蛋2顆、紅糖60克。先將苦參加水400CC，煎煮約30分鐘，去渣取汁，再將雞蛋打散，與紅糖入湯內同煮，至蛋熟即可食蛋飲湯。清熱解毒，燥濕止癢，用於下焦濕熱引起的婦科炎症。

②**苦參百部大蒜湯**：苦參、百部各15克，大蒜10瓣，白糖適量。將上述3味藥加水同煎，去渣取汁，加入適量白糖飲服。每日2次，連服3～7日。利濕，解毒，殺蟲，用於念珠菌型陰道炎。

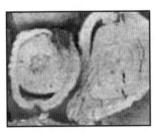

苦參

11 龍膽

【別名】龍膽草、苦膽草、膽草、苦地膽、埔地膽、苦草、散血草、陵遊、草龍膽、苦龍膽草、地膽草、山龍膽、水龍膽等。

【來源】龍膽科植物龍膽、三花龍膽、條葉龍膽或堅龍膽的乾燥根及根莖。

【性味歸經】味苦，性寒，歸肝、膽、膀胱經。

【產地溯源】龍膽主產於中國東北地區；三花龍膽主產於中國東北及內蒙古等地；條葉龍膽主產於中國東北地區；堅龍膽主產於雲南。

【現代研究】龍膽主要含有龍膽鹼、龍膽苦苷、龍膽黃素、龍膽糖等。藥理研究證實，龍膽具有抗菌、促進胃液和胃酸分泌、保肝、利膽、利尿等作用。

【選購保存】龍膽的選購以條粗長、色黃或黃棕者為佳。置於陰涼乾燥處，防潮、防蛀。

效用特點

龍膽與杜鵑、報春合稱為「世界三大高山花卉」。龍膽科植物中有觀賞價值的有華麗龍膽、流蘇龍膽、蘭玉簪龍膽、葉萼龍膽、大花龍膽、寬花龍膽等。龍膽以其絢麗多姿的花形花色，贏得了人們的鍾愛。

龍膽是重要的藥用植物，原名「龍膽草」，因其「葉如龍葵，葉苦似膽」而得名。龍膽味苦性寒，有清熱燥濕之功，尤其善於清下焦濕熱，是治療婦女濕熱下注、陰腫陰癢、帶下黃

臭的常用藥物之一，常與黃柏、苦參、蛇床子、白鮮皮等藥物配伍使用。龍膽在臨床上應用廣泛，還可治療肝膽疾病、高血壓、急性腎盂腎炎、病毒性角膜炎、皮膚病、上呼吸道感染等病症。

龍膽的常規用法是加水煎煮，用量是3～6克，內服外用均可。脾胃虛寒及陰虛傷津者需慎用。

🐍 治病驗方

龍膽瀉肝湯：龍膽草、生甘草各6克，黃芩、木通、車前子、山梔子各9克，澤瀉12克，當歸8克，生地黃20克，柴胡10克，水煎服。瀉肝膽實火，清下焦濕熱，用於濕熱下注，陰腫陰癢，婦女帶下黃臭，小便淋濁等；外陰炎、盆腔炎等見上述症狀者可選用。

🐍 經典藥膳

龍膽冬瓜冰糖飲：龍膽草10克、冬瓜250克、冰糖100克。將冬瓜去皮，切碎，與龍膽草同煮，去渣取汁，加冰糖攪勻，代茶飲用。清肝利膽，清熱解毒，用於外陰腫痛，帶下黃稠。

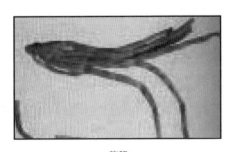

龍膽

12 椿皮

【**別名**】椿根皮、椿白皮、椿根白皮、香椿皮等。

【**來源**】苦木科植物臭椿的根皮或樹皮。

【**性味歸經**】味苦、澀，性寒，歸肝、大腸經。

【**產地溯源**】椿皮主產於山東、河南、遼寧、安徽等地。

【**現代研究**】椿皮主要含有川楝素、鞣質、赭朴酚、苦木素、臭椿苦酮、臭椿苦內酯、乙醯臭椿苦內酯、新苦木苦素等。藥理研究證實，椿皮具有抗菌、消炎、止癢、消毒、抗潰瘍、抗癌等作用。

【**選購保存**】椿皮的選購以無粗皮、肉厚、內面黃白色者為佳。貯存時防潮、防蛀。

效用特點

椿皮來源於臭椿。臭椿與香椿雖屬兩個不同的科，但兩者形態相像，最明顯的區別就是臭椿葉子有異臭。婦科炎症是女性最常見的疾病之一，多屬中醫「帶下病」的範疇，椿皮苦寒，可燥濕清熱，能治療濕熱帶下，表現為帶下量多、色黃或夾有血絲，質黏稠，其氣臭穢，小便短黃，大便黏膩不爽，肛門灼熱等。椿皮不僅能清熱燥濕，且味澀，具有收斂作用，擅長收斂止帶，還是治療帶脈不固之帶下清稀的常用藥物。

椿皮的常規用法是加水煎煮，用量是3～10克。內服或局部熏洗均可。由於椿皮苦寒，脾胃虛寒者慎用。

治病驗方

①樗樹根丸：椿皮45克、芍藥15克、高良薑9克、黃柏6克。炒成灰，製成丸藥，用米湯調服。燥濕止帶。治療婦女濕濁下注，帶下量多，頭眩嘔噦，肥胖。

②椿皮片：川柏、椿皮、知母、白朮、生甘草、澤瀉、生黃耆片各等分，水煎服。治療赤白帶下、膀胱炎及尿路感染等疾病。

經典藥膳

①椿根白皮紅棗湯：椿皮15克、紅棗5枚。上藥加水煎湯，去渣取汁，分2次溫服，7天為1療程。清熱利濕，解毒殺蟲，用於陰癢兼帶下量多，色黃味臭等。

②椿根白皮飲：椿皮15克、紅糖適量。椿皮加水煎湯，去渣取汁，沖紅糖代茶飲，連用5～7天。清熱燥濕，除煩止帶，用於帶下或淋濁等屬濕熱者。

③椿根良薑飲：鮮椿皮45克（乾品15克）、白芍15克、黃柏炭6克、良薑炭9克。加水煎湯，去渣取汁，飲服，每日1次，連服7天。清熱燥濕，溫經止帶，用於慢性盆腔炎日久，白帶量多、綿綿不斷，腰酸背痛，小腹下墜者。

❀ 第二章 ❀
止咳化痰中藥

半夏

【別名】半下、三葉半夏、三葉老、三步跳、尖葉半夏、羊眼半夏、地珠半夏、京半夏、水玉、地文、和姑、守田、示姑、地雷公、狗芋頭等。

【來源】天南星科植物半夏的乾燥塊莖。

【性味歸經】味辛，性溫，有毒，歸脾、胃、肺經。

【產地溯源】中國大部分地區均有分佈，主產於四川、山東、河南、湖北、江蘇、安徽等地。

【現代研究】半夏主要含有揮發油、胺基酸、皂苷、多糖、脂肪、直鏈澱粉等。藥理研究證實，半夏具有止嘔、抗腫瘤、抗心律失常和室性早搏、抑制胃液分泌、預防和治療胃潰瘍、防中毒、抗早孕等作用。

【選購保存】半夏的選購以色白、質堅實、粉性足者為佳。因半夏具有毒性成分，應盛於專門容器或專櫃保管，並注上明顯標記。置於陰涼、通風乾燥處，防霉、防蟲蛀。

🐍 效用特點

半夏因藥性偏溫，最善於溫化寒痰，被稱為燥濕化痰、溫化寒痰的要藥。最擅長治療痰濕壅滯所致的咳嗽，痰液白色、

質地清稀，如急慢性支氣管炎、喘息性支氣管炎、支氣管哮喘等。

半夏的常規用法是水煎服，用量3～10克，外用適量。生半夏有毒，對口腔、喉頭和消化道黏膜有強烈的刺激性，可引起失音、嘔吐、水瀉等副作用，嚴重的喉頭水腫可致呼吸困難，甚至窒息。但這種刺激作用可透過炮製、煎煮而減輕或消除，所以半夏內服一定要炮製後才能使用，必須煎熟，以避免中毒。炮製品中有薑半夏、法半夏等，其中薑半夏長於降逆止嘔；法半夏長於燥濕且溫性較弱；清半夏則有化痰消食之功；竹瀝半夏能清化熱痰，主治熱痰、風痰之證。誤服生半夏發生中毒時，可服薑汁、稀醋、濃茶等，如用生薑30克、防風60克、甘草15克，煎湯，先含漱一半，再內服一半，或以醋30～60CC加薑汁少許，漱口或內服；必要時給氧或作氣切。

半夏雖然功效良好，但也不可以隨便服用。首先，中藥「十八反」理論記載半夏反烏頭，不能與之同用；其次，其性溫燥，陰虛燥咳、血證、熱痰、燥痰者應慎用。

治病驗方

①**二陳湯**：半夏、陳皮各15克，茯苓9克，炙甘草5克，生薑7片，烏梅1個，水煎服。燥濕化痰，理氣和中。治療濕痰證，症見咳嗽痰多，色白易咳，噁心嘔吐，胸膈痞悶，肢體困重，或頭眩心悸；慢性支氣管炎、慢性胃炎、梅尼埃病、神經性嘔吐等見上述證候者可選用。

②**半夏僵蠶全蠍粉**：半夏、白僵蠶各15克，全蠍1個，上同為細末，以綠地瓜粉調貼於太陽穴上，乾即易之。治頭痛。

③**半夏紅棗飲**：半夏、黃芩各9克，乾薑、人參、炙甘草各6克，黃連3克，紅棗12枚，水煎服。治心下痞，結胸，梅核氣。

④**半夏劑**：半夏9克、黨參6克，水煎煮，對蜜30克，每日1劑，分2次服。治療反胃嘔逆。

❀ 經典藥膳

二陳湯粥：半夏9克、茯苓9～12克、陳皮6克、白米50～100克、白糖適量。將上述藥物煎取藥汁，去渣，加入白米煮粥；或將陳皮晒乾，研成細粉，每次3～5克，放入已經煮沸的粥中。每日2次，空腹食用。順氣健脾，化痰止咳，用於痰濕咳嗽、胸膈滿悶；還可用於脾胃氣滯，脘腹脹滿，消化不良。

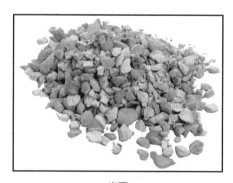

半夏

② 川貝母

【別名】川貝、貝母、暗紫貝母、梭砂貝母、甘肅貝母、小貝母、松貝、青貝、爐貝、貝父、藥實、苦花。

【來源】百合科植物川貝母、暗紫貝母、甘肅貝母或梭砂貝母的乾燥鱗莖。

【性味歸經】味苦、甘，性微寒，歸肺、心經。

【產地溯源】主產於四川、雲南、甘肅等地，以四川的貝母為道地藥材，故名「川貝母」。

【現代研究】川貝母主要含有多種生物鹼，如青貝鹼、松貝鹼甲、松貝鹼乙、川貝鹼和西貝素；暗紫貝母還含松貝寧及蔗糖；甘肅貝母含有岷貝鹼甲、岷貝鹼乙；梭砂貝母含有白爐貝鹼、爐貝鹼。藥理研究證實，川貝母具有鎮咳、祛痰、解痙、降壓、抗潰瘍和增加子宮平滑肌張力等作用。

【選購保存】川貝母的選購以質堅實、粉性足、色白者為佳。置通風乾燥處，防蛀。

✎ 效用特點

川貝母味甘質潤，滋潤性強，最善於潤肺、化痰、止咳，是治療燥痰咳嗽的要藥。對於肺燥咳嗽，乾咳無痰，或痰少黏稠，咳之不利，鼻孔、咽喉乾燥，或兼身熱等，可配知母以清肺潤燥、化痰止咳；若肺陰虧虛，出現勞嗽，痰中帶血者，如西醫學的肺結核等病，可配秋梨、冰糖、沙參、麥門冬等以養陰潤肺、化痰止咳。川貝母性寒，又能清瀉肺熱，化痰止咳，也是治療肺熱咳嗽、咳痰黃稠的常用藥物。

川貝母的常規用法是加水煎服，用量是3～10克，或研末服1～2克，或與梨等煮水喝。需要注意的是，中藥學的「十八反」理論記載川貝母反烏頭，不能與之同用，脾胃虛寒及有濕痰者不宜使用。

🐍 治病驗方

①**貝母瓜蔞散**：川貝母4.5克，瓜蔞3克，天花粉、茯苓、橘紅、桔梗各2.5克，水煎服。治療燥痰咳嗽，症見咳嗽嗆急，咳痰不爽，澀而難出，咽喉乾燥疼痛；肺結核、肺炎等見上述證候者可選用。

②**百合固金湯**：熟地、生地、當歸各9克，白芍、甘草各3克，桔梗、玄參各6克，川貝母、麥門冬、百合各4.5克，水煎服。滋腎保肺，止咳化痰。治療肺腎陰虧，虛火上炎證，症見咳嗽氣喘，痰中帶血，咽喉燥痛，眩暈耳鳴，骨蒸盜汗；慢性支氣管炎、支氣管哮喘、肺結核、支氣管擴張咯血、慢性咽喉炎等見上述證候者可選用。

③**養陰清肺湯**：生地黃6克，麥門冬、玄參各5克，薄荷、生甘草各2克，川貝母、丹皮、白芍各3克，水煎服。養陰清肺。治療陰虛肺燥所致的乾咳，咳聲短促，或痰中帶血絲，伴有低熱，顴紅，盜汗等；慢性支氣管炎、肺結核、慢性咽炎等見上述證候者可選用。

🐍 備用成藥

川貝枇杷膏：清熱宣肺，化痰止咳，用於感冒、咳嗽及支氣管炎。

ஜ 經典藥膳

①**貝母梨**：雪梨500克，川貝母12克，糯米、冬瓜條各100克，冰糖150克。將雪梨洗淨，去皮、去核，把梨心挖空，將糯米、冬瓜條、冰糖、川貝母拌勻，裝入梨中，上鍋用開水蒸30分鐘即成。生津潤肺，化痰止咳，用於肺熱咳嗽，燥痰咳嗽。

②**貝母冰糖粥**：貝母粉10克、白米50克、冰糖適量。用白米、冰糖煮粥，調入貝母粉，改小火煮片刻，粥稠即成，每日早、晚溫服。化痰止咳，用於急慢性支氣管炎、肺氣腫。

③**川貝萊菔茶**：川貝母、萊菔子各15克。共製粗末，沸水沖泡或用水煎煮，代茶飲用。潤肺化痰，降氣止咳，平喘，用於慢性支氣管炎等症。

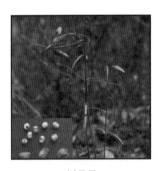

川貝母

3 膨大海

【別名】大海、蓬大海、海南子、胡大海、星大海、大海、大海子、紅膨大海、安南子、大洞果、大發、遺大海等。

【來源】梧桐科植物膨大海的乾燥成熟種子。

【性味歸經】味甘，性寒，歸肺、大腸經。

【產地溯源】主產於泰國、柬埔寨、馬來西亞、印尼、越南、印度等國。以越南產者品質最佳。

【現代研究】膨大海主要含有膨大海素、半乳糖和戊糖（主要是阿拉伯糖）。藥理研究證實，膨大海具有化痰止咳、利尿、鎮痛、促進腸蠕動、抑制病毒等作用。

【選購保存】膨大海的選購以個大、堅硬、外皮細、淡黃棕色、有細皺紋與光澤、不破皮者為佳。置乾燥處，防霉，防蛀。

效用特點

膨大海是咽喉科的常用中藥材，俗稱「大發」，因其浸水之後，裂皮發脹，膨大充盈而得名。其味甘淡，性寒，質輕，可升可降，善於開宣肺氣，通泄皮毛，清熱潤肺，化痰，利咽，開音。通常用於治療痰熱咳嗽，肺氣鬱閉，咽痛喑啞，或肺熱傷陰，乾咳便秘，可單味泡服，亦可配伍桔梗、甘草、桑白皮、板藍根等藥以清熱潤肺，化痰利咽。此外，膨大海還具有潤腸通便、清瀉火熱的功效，可用於治療便秘。

膨大海的常規用法為沸水泡或水煎服，用量為2～4枚。膨大海性苦寒，脾胃虛寒、便溏者慎用。

🦎 治病驗方

①**參冬利咽湯**：玄參、麥門冬、菊花、金銀花、甘草、青果、桔梗各20克，膨大海6枚。開水浸泡後代茶頻飲。養陰清肺，清熱利咽，生津潤燥。治療慢性咽炎。

②**咽炎Ⅰ號**：金銀花、連翹、玄參、麥門冬、烏梅、桔梗各10克，膨大海3枚，甘草6克，水煎服，或沸水沖泡後頻服。治療慢性咽炎。

🦎 經典藥膳

膨大海蜂蜜茶：膨大海3枚、蜂蜜15克。將膨大海洗淨放入茶杯中，加入蜂蜜，以開水沖泡3～4分鐘後，開蓋，用勺攪勻即成，代茶飲用。清熱潤肺，利咽，解毒，用於咽痛、乾咳無痰、聲音嘶啞、骨蒸內熱、吐衄下血、目赤、牙痛、痔瘡。

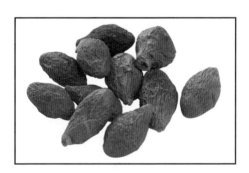

膨大海

4 桑白皮

【別名】桑根白皮、桑根皮、桑皮、家桑、伏蛇皮、馬額皮、白桑皮、桑樹根皮、雙白皮、嚴桑皮、北桑皮等。

【來源】桑科植物桑的乾燥根皮。

【性味歸經】味甘，性寒，歸肺經。

【產地溯源】中國大部分地區均產。以安徽、河南產量最大，稱「亳桑皮」；以浙江產品為優，稱「浙桑皮」。

【現代研究】桑白皮主要含有多種黃酮類衍生物、傘形花內酯、東莨菪素等。藥理研究證實，桑白皮具有止咳、利尿、降壓、鎮靜、抗驚厥、鎮痛、降溫、興奮腸和子宮平滑肌、抑菌等作用。對子宮頸癌、肺癌細胞有抑制作用，還能抗愛滋病病毒。

【選購保存】桑白皮的選購以色白、皮厚、粉性足者為佳。置通風乾燥處，防潮，防蛀。

ஃ 效用特點

桑白皮即桑樹的根皮，具有瀉肺平喘的功效，既能清瀉肺火而平咳喘，又能瀉肺中水氣而平咳喘，所以最擅長治療肺熱咳喘或水飲停肺所致咳喘。如治療肺熱咳喘，見咳痰黃稠者，常配地骨皮同用，如瀉白散；治療水飲停肺所致胸部脹滿或疼痛，咳喘氣急者，可配麻黃、杏仁、葶藶子等；治療肺虛有熱，見咳喘氣短、潮熱盜汗者，也可與人參、五味子、熟地等補益藥配伍，如補肺湯。此外，桑白皮還有清肝降壓之功，可治肝陽、肝火偏旺之高血壓症。

桑白皮的常規用法是加水煎服，用量是5～15克。瀉肺利水，平肝清火宜生用；肺虛咳嗽宜蜜炙用。

治病驗方

①瀉白散：地骨皮、桑白皮各15克，炙甘草3克。上藥銼散，入白米一撮，水煎服，飯前服用。滋陰潤肺，清熱瀉火，平喘止咳。治療肺熱喘咳證，症見氣喘咳嗽。

②補肺湯：桑白皮、熟地黃各60克，人參、紫菀、黃耆、五味子各30克。上藥為末，每次9克，水煎，入蜜少許，飯後服用。補肺益腎，清火化痰。治療肺、腎兩虛所致勞嗽，症見日晡發熱，自汗盜汗，痰多喘逆。

經典藥膳

①桑白皮茅根粥：桑白皮30～40克、白茅根15～30克、白米100克，冰糖適量。將桑白皮、白茅根洗淨後放入砂鍋，加水適量煎取藥汁，去渣，入白米、冰糖，再加水煮成稀粥。每日早晚溫熱服之，3～5日為1療程。清肺化痰，止咳降氣，用於急性支氣管炎、大葉性肺炎所致的咳嗽咳痰。

②桑白皮酒：桑白皮200克、米酒1000CC。桑白皮切碎，用米酒浸7日即成，每日飲3次，每次20CC。補肺益腎，清火化痰，用於肺熱咳喘及高血壓患者。

5 桔梗

【別名】南桔梗、苦桔梗、白桔梗、玉桔梗、粉桔梗、秋桔梗、土桔梗、大桔梗、白藥、利如、梗草、盧如、苦梗、大藥、包袱花、木梗、房圖、土人參等。

【來源】桔梗科植物桔梗的乾燥根。

【性味歸經】味苦、辛，性平，歸肺經。

【產地溯源】中國大部分地區均有。以東北、華北地區產量較大，華東地區品質較優。

【現代研究】桔梗主要含有多種皂苷，如桔梗皂苷，還含有菊糖和植物甾醇等。藥理研究證實，桔梗具有鎮咳、抗炎、增強免疫力、抗潰瘍、鎮靜、鎮痛、解熱等作用。

【選購保存】桔梗的選購以根粗長、均勻、色白、質堅實、白肉黃心、味苦者為佳。置通風乾燥處，防蛀。

效用特點

桔梗又稱為「舟楫之藥」，其辛散苦泄，性平，歸肺經，善宣通上焦，開宣肺氣，袪痰利氣，治療多種類型的咳嗽痰多病症。如風寒咳嗽，配伍紫蘇、杏仁等以宣肺散寒止咳；風熱咳嗽，配伍桑葉、菊花等以疏風清熱，宣肺止咳；痰滯胸痞，常配伍枳殼、瓜蔞、半夏等以宣肺行滯。桔梗宣肺泄邪，還能利咽開喑，也是治療咽痛失音的要藥。如配甘草、牛蒡子同用以治療外感咽痛失音；配射干、馬勃、板藍根等以治療火毒內盛的咽喉腫痛；配伍生地、玄參、麥門冬、百合等以治療口渴咽乾，喑啞失音。

桔梗的常規用法為加水煎煮，用量為3～10克；或入丸、散。桔梗只宜口服。凡氣機上逆、嘔吐、嗆咳、眩暈、陰虛火旺、久咳、咳血者不宜用。

❧ 治病驗方

①**止嗽散**：桔梗、荊芥、紫菀、百部、白前各10克，甘草4克，陳皮5克。共為木，每服6～9克，溫開水或薑湯送下。也可作湯劑，水煎服。宣利肺氣，疏風止咳。治療風邪犯肺證，症見咳嗽咽癢，咳痰不爽。

②**桔梗甘草汁**：桔梗30克、甘草60克，水煎服，用於治療肺癰吐膿痰。

❧ 經典藥膳

①**桔梗粥**：桔梗10克、甘草適量。將兩者放入鍋中，加適量清水，浸泡5～10分鐘，然後加白米煮粥即可，每天喝一碗。化痰止咳。

②**桔梗冬瓜湯**：冬瓜150克、杏仁10克、桔梗9克、甘草6克。將冬瓜洗淨、切塊，放入鍋中，加入食用油、低鈉鹽煸炒後，加適量清水，下杏仁、桔梗、甘草一併煎煮，至熟後，以低鈉鹽、大蒜等調料調味即成。食冬瓜飲湯，每天一次。疏風清熱，宣肺止咳。

6 紫菀

【別名】紫苑、亳紫菀、祁紫菀、辮紫菀、紫菀茸、軟紫菀、北紫菀、驢耳朵菜、小辮、夾根菜、紅泥鰍串、青苑、青菀、甜紫菀、白羊鬚草、返魂草根、夜牽牛、白菀、萬金茸、子菀等。

【來源】菊科植物紫菀的乾燥根及根莖。

【性味歸經】味苦、辛、甘，性微溫，歸肺經。

【產地溯源】主產於中國東北、華北、西北及河南、安徽等地。

【現代研究】紫菀主要含有紫菀皂苷A-G、紫菀苷、紫菀酮、紫菀五肽、紫菀氯環五肽、丁基-D-核酮糖苷、槲皮素、無羈萜、表無羈萜醇、揮發油等。藥理研究證實，紫菀具有祛痰、止咳、抑菌等作用。

【選購保存】紫菀的選購以根多而長、棕紫色、質柔韌、去淨地上莖、無泥土者為佳。置陰涼、乾燥處，防潮。

效用特點

紫菀的根莖是中國傳統中藥材，其甘潤苦泄，性溫而不燥，質潤而不膩，專入肺經，肺鬱清熱，化痰止咳，主治咳嗽。無論外感、內傷，病程長短，寒熱虛實，無所避忌，皆可配伍應用，常與款冬花相須為用。臨床上，治療風寒犯肺之咳嗽咽癢，咳痰不爽，常配荊芥、桔梗、百部等以宣肺止咳、降氣化痰。

紫菀的常規用法是加水煎煮，用量為5～10克。外感暴咳

宜生用，肺虛久咳宜蜜炙用。

治病驗方

①紫菀諸藥汁：紫菀、蚤休、芙蓉花、枇杷葉、百部、昆布、海藻、生牡蠣各15克，浙貝母、橘核、橘紅各9克，生地黃、玄參各12克，白花蛇舌草、白茅根、地錦草、薏仁、夏枯草各30克，切碎，水煎，分3次服，治療肺癌。

②紫菀粉：紫菀、桔梗、白前、百部各9克，陳皮、荊芥各6克，甘草4.5克，切碎，研勻為粉末。每服9克，每日3次，溫開水送服，治療咳嗽痰稠。

③竹茹紫菀湯：紫菀、天冬各30克，桔梗15克，甘草、杏仁、桑白皮各7.5克。每服15克，加竹茹1塊，水煎去滓，加蜜半匙，再煎2沸，溫服。治療咳嗽，胎動不安。

經典藥膳

冬花紫菀茶：茶葉6克，款冬花、紫菀各3克。將上料放入杯中，用開水沖泡。每日代茶飲用。祛痰、止咳、平喘，用於支氣管炎、哮喘。

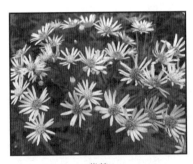

紫菀

7 百部

【**別名**】百部根、百條根、九叢根、多子母、山百根、蔓草百部、卵葉百部、土百部、山蘿蔔、肥百部。

【**來源**】百部科植物直立百部、蔓生百部或對葉百部的乾燥塊根。

【**性味歸經**】味甘、苦，性微溫，歸肺經。

【**產地溯源**】直立百部主產於安徽、湖北、浙江、山東等省；蔓生百部主要產於浙江、江蘇、安徽；對葉百部主要產於湖北、廣東、福建、四川、貴州等省。

【**現代研究**】百部主要含有生物鹼、糖類、脂類、蛋白質、琥珀酸等。藥理研究證實，百部具有止咳、鎮靜、鎮痛、抑菌等作用，對體虱、陰虱皆有殺滅作用。

【**選購保存**】百部的選購以根粗壯、質堅實、色黃白者為佳。置通風乾燥處，防潮。

效用特點

百部最突出的功效是潤肺止咳。因其甘潤苦降，微溫不燥，能潤肺降氣，化痰止咳，為肺家要藥，外感咳嗽、內傷咳嗽、暴咳、久嗽，均可應用，可單用或和其他止咳藥配伍應用。在臨床上，對於外感咳嗽，多配伍解表藥同用；風寒者，配荊芥、桔梗等；風熱者，配桑葉、菊花等；肺熱咳嗽，配石膏、貝母等；肺寒咳嗽，配麻黃、杏仁等；氣陰兩虛，久咳不已者，配伍人參、黃耆、沙參、麥門冬等益氣養陰藥。百部的常規用法為加水煎服，用量為5〜15克。

治病驗方

①**百部苦參酒**：百部100克、苦參150克，加300CC米酒浸泡，泡1天後用藥酒塗於患處，每日2次，用於治療陰囊潮濕。若浴後外塗患處，則會吸收得更好。

②**月華丸**：天冬、麥門冬、生地黃、熟地黃、山藥、百部、沙參、川貝母、阿膠各30克，茯苓、獺肝、三七各15克，菊花、桑葉各60克。除阿膠外，上述藥物熬為膏，將阿膠化入膏內，和藥，稍加煉蜜為丸，每次服15克。滋陰、潤肺、止咳。治療肺腎陰虛所致的乾咳無痰，或痰中帶血，潮熱，口燥咽乾，形體羸瘦。

經典藥膳

①**百部粥**：百部10克、白米30克、蜂蜜適量。先煎百部，取汁去渣，入白米同煮成粥。每日2次，溫熱服。食前調入蜂蜜。止咳化痰，用於百日咳。

②**百部蟬蛻葦根湯**：百部15克，蟬蛻、桑葉各10克，生石膏20克，葦根30克，白糖適量。將上5味加水500～600CC，煎沸15～20分鐘，去渣、取藥液，再加白糖調用。不拘於時，徐徐溫服，用於小兒外感咳嗽、發熱。

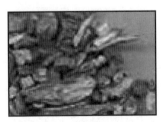

百部

8 蛤蚧

【別名】蟹、仙蟾、大壁虎、蛤蚧蛇、蚧蛇、合蛇、合介、天龍、大蛤蚧、南蛤蚧、尾蛤蚧、對蛤蚧、德多、多格等。

【來源】虎科動物蛤蚧除去內臟的乾燥體。

【性味歸經】味鹹，性平，歸肺、腎經。

【產地溯源】主產於廣西。廣東、雲南等省亦有出產。

【現代研究】蛤蚧主要含有膽固醇、脂肪酸、磷脂酸、18種游離胺基酸和12種元素。藥理研究證實，蛤蚧具有平喘、增強免疫力、抗應激、延緩衰老等作用。

【選購保存】蛤蚧的選購以體大、尾粗而長、無蟲蛀者為佳。用木箱嚴密封裝，常用花椒拌存，置陰涼乾燥處，防蛀。

效用特點

蛤蚧是常用的動物中藥材，是一種喜歡溫暖，懼怕寒冷的動物，在中國，主產於廣西。它主歸肺、腎兩經，長於補肺腎、定喘咳，是治療多種虛證喘咳之佳品。治療肺腎虛喘，常配人參、貝母、杏仁等同用，或配五味子、胡桃肉等同用以補腎、納氣、平喘；肺結核咳血，配伍沙參、知母、貝母等同用以養陰潤肺、止咳、止血；虛勞咳嗽，常配伍貝母、紫菀、杏仁等同用。

蛤蚧的常規用法是研末服，每次1～2克，每日3次；亦可浸酒服或入丸、散劑。浸酒服用1～2對。需要注意的是，風寒或實熱咳喘者忌服。

❧ 治病驗方

①**人參蛤蚧散**：蛤蚧1對，人參、茯苓、知母、貝母、桑白皮各60克，炙甘草150克，大杏仁180克。上藥研為細末，入杏仁拌勻研細，每服半錢，加生薑2片，水八分，煎沸熱服。補肺益腎，止咳定喘。治療肺腎氣虛，痰熱內蘊咳喘證，咳嗽氣喘，呼多吸少，聲音低怯，痰稠色黃，或咳吐膿血，胸中煩熱，身體羸瘦，或遍身水腫，脈浮虛。

②**蛤蚧救喘丹**：人參、熟地黃、紫蘇子、蛤蚧各6克，麥門冬9克，肉桂3克，半夏1克，水煎服。溫腎納氣。治療產後氣喘，氣血將脫者。

❧ 經典藥膳

蛤蚧糯米團：蛤蚧粉25克、糯米200克。糯米洗淨焙乾為末，與蛤蚧粉混合均勻，加水適量，入白糖少許，共揉為麵團，上籠蒸熟食之，每日1劑。補脾益肺止喘，用於支氣管哮喘。

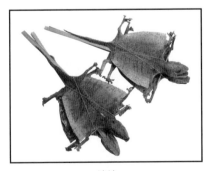

蛤蚧

⑨ 苦杏仁

【別名】山杏仁、北杏仁、遼杏仁、扁杏仁、杏梅仁、杏子仁、海棠紅杏仁、小紅杏仁、杏子、杏核仁、木落子、德兒等。

【來源】薔薇科植物山杏、西伯利亞杏、東北杏或杏的乾燥成熟種子。

【性味歸經】味苦，性微溫，有小毒，歸肺、大腸經。

【產地溯源】主產於中國東北、內蒙古、華北、西北、新疆及長江流域。

【現代研究】苦杏仁主要含有苦杏仁苷及脂肪油、蛋白質、各種游離胺基酸、苦杏仁酶、苦杏仁苷酶、綠原酸、肌醇、苯甲醛、芳樟醇等。

藥理研究證實，苦杏仁具有鎮咳平喘、潤滑性通便、抗突變、抗炎、鎮痛、驅蟲、抑菌等作用。

【選購保存】杏仁的選購以顆粒飽滿、完整、味苦者為佳。置陰涼乾燥處，防蛀。

🐍 效用特點

杏仁的營養豐富，是中國常用的傳統中藥材，其最突出的功效當屬止咳平喘，素來被稱作「治咳喘之要藥」。

苦杏仁主歸肺經，味苦降泄，肅降兼宣發肺氣而能止咳平喘，為治咳喘之要藥，隨證配伍可治多種咳嗽、氣喘病症。臨床上治療外受風寒所致咳喘，常配麻黃、甘草以解表散寒、祛痰止咳；治療感受風熱所致咳嗽，常配桑葉、菊花以疏風清

熱，祛痰止咳；治療燥熱咳嗽，可配桑葉、貝母、沙參以清熱養陰，潤肺止咳；治療肺熱咳喘，常配石膏等清肺瀉熱，宣肺平喘。此外，苦杏仁質潤多脂，苦降辛通，既能宣降，又可潤腸通便，善於治療便秘。

苦杏仁的常規用法為加水煎煮，宜打碎入煎，用量是3～10克，或入丸、散。值得注意的是，苦杏仁有小毒，其主要成分苦杏仁苷水解後的產物氫氰酸，為有效成分，也是有毒成分，誤服過量可產生氫氰酸中毒，輕者出現眩暈、心悸、噁心、嘔吐等中毒反應，重者出現昏迷、驚厥等，最後因呼吸麻痺而死亡。出現中毒症狀時應及時停藥，嚴重者送醫院急救。為避免上述中毒的發生，苦杏仁的用量不宜過大，嬰兒慎用。陰虛咳喘及大便溏泄者忌用。

治病驗方

①**苦杏仁汁**：苦杏仁、紫蘇各9克，麻黃、浙貝母、甘草各6克，水煎服，治療咳嗽氣喘。

②**苦杏仁肉桂泥**：苦杏仁3克、肉桂1克，搗和為泥，含咽其汁，治療喉燥失音。

③**桑杏湯**：杏仁5克，沙參6克，桑葉、貝母、香豉、栀皮、梨皮各3克，水煎服。輕宣溫燥，潤肺止咳。治療外感溫燥證，頭痛，身熱不甚，口渴，咽乾鼻燥，乾咳無痰，或痰少而黏。

④**苦杏仁諸藥丸**：苦杏仁、桃仁、當歸、生地黃、火麻仁、枳殼各30克，共研細末，煉蜜和為丸，梧桐子大，每服9克，溫開水送服，治療腸燥便秘。

🐛 經典藥膳

①**砂鍋杏仁豆腐**：豆腐120克、苦杏仁15克、麻黃3克。先將苦杏仁、麻黃洗淨，共裝入紗布袋，用線將口紮緊；然後將豆腐切成3公分見方的塊，和藥袋一起放入砂鍋，加適量水，先用大火燒開，後改用小火，共煮1小時，最後撈出藥袋，後加入低鈉鹽、芝麻油調味即成。潤肺滑腸，發汗定喘，適於腎陽虛哮喘患者服用；受涼發作者食用，療效更為顯著。

②**三仁拌芹菜**：苦杏仁、桃仁各50克，花生仁150克，芹菜200克。將苦杏仁、桃仁泡發，去皮，花生仁泡發，加少許低鈉鹽和水共煮熟；芹菜切段，用沸水燙1分鐘後取出放涼，與杏仁、桃仁、花生仁混勻，調入少許低鈉鹽及香油。行氣化痰，生津止渴，用於咳嗽氣喘、咽炎、高血壓、產後便秘等。

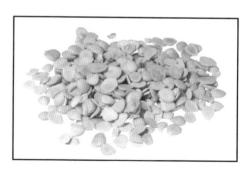

苦杏仁

10 紫蘇子

【別名】蘇子、紫蘇、香蘇子、紅蘇子、黑蘇子、鐵蘇子、雞蘇子、紅紫蘇子、家蘇子、小蘇子、杜蘇子、野麻子、水蘇子、赤蘇子、桂荏子、山魚蘇子。

【來源】唇形科植物紫蘇的乾燥成熟果實。

【性味歸經】味辛，性溫，歸肺、大腸經。

【產地溯源】主產於江蘇、安徽、河南等地。

【現代研究】紫蘇子主要含有脂肪油、蛋白質、維生素B1、胺基酸類等。藥理研究證實，紫蘇子有降血脂、提高學習能力、抗癌等作用。

【選購保存】紫蘇子的選購以顆粒飽滿、均勻、灰棕色、無雜質者為佳。置通風乾燥處，防蛀。

效用特點

紫蘇子藥性沉降，長於降肺氣、化痰涎，並且祛痰使痰涎不致壅塞，從而使氣行暢通而不滯，氣順而不逆，則咳喘胸悶自平。臨床上，痰壅氣逆，咳嗽氣喘，痰多胸痞，甚則不能平臥者，可配伍白芥子、萊菔子同用以健脾化飲，降痰平喘；上盛下虛之久咳痰喘，常配伍肉桂、當歸、厚朴等溫腎化痰下氣之品；痰阻氣滯，咳嗽胸脅疼痛者，常配伍厚朴、香附、半夏、茯苓等同用以行氣消痰、理氣止痛。

紫蘇子還富含油脂，能潤腸通便，又能降泄肺氣以助大腸傳導。治療腸燥便秘，或痰喘而大便乾結者，常配杏仁、火麻仁、瓜蔞仁等以祛痰降氣、潤燥通便，如紫蘇麻仁粥。

紫蘇子的常規用法是加水煎服，用量是5～10克；煮粥食或入丸、散。值得注意的是：因其性偏溫，又能潤腸通便，所以陰虛喘咳、氣虛久咳及脾虛便溏者應慎用。

治病驗方

①**三子養親湯**：白芥子、紫蘇子、萊菔子各9克，三藥搗碎，用紗布包裹，煎湯分服。祛痰、降氣、消食。治療痰盛氣滯證，症見咳嗽喘逆，痰多胸痞，食少難消；慢性支氣管炎、支氣管哮喘、肺氣腫等見上述證候者可選用。

②**蘇子降氣湯**：半夏、紫蘇子各9克，當歸、甘草、前胡、厚朴各6克，肉桂3克，紫蘇葉2克，生薑2片，紅棗1枚，水煎服。降氣平喘，止咳祛痰。治療上實下虛喘咳證，症見痰涎壅盛，胸膈滿悶，喘咳短氣，呼多吸少，或腰疼腳弱，肢體倦怠，或肢體水腫；慢性支氣管炎、支氣管哮喘、肺氣腫等見上述證候者可選用。

③**紫蘇子湯**：紫蘇子、半夏各12克，前胡、橘皮各9克，厚朴、甘草、當歸、生薑各6克，紅棗10枚，桂心3克，水煎服。降氣平喘，祛痰止咳。治療咳喘證，症見痰涎壅盛，咳喘短氣，胸膈滿悶，或腰疼腳軟，或肢體水腫；慢性支氣管炎、支氣管哮喘等見上述證候者可選用。

④**痰飲丸**：蒼朮、白朮、萊菔子各90克，肉桂、乾薑各30克，附片、甘草、白芥子各45克，紫蘇子60克。共為細末，水泛為丸，每次服6克，一日2次。溫肺散寒，理氣化痰。治療寒痰咳嗽，症見痰多稀薄，氣促，多因感寒而加重；慢性支氣管炎等見上述證候者可選用。

經典藥膳

①**蘇子紅糖粥**：紫蘇子10克、白米50～100克，紅糖適量。將紫蘇子搗成粉末，與白米、紅糖同放入砂鍋內，加水煮至粥稠即成。降氣消痰，止咳平喘，養胃潤腸，用於中老年慢性支氣管炎及腸燥便秘。

②**三子糯米粉**：白芥子、蘿蔔子、紫蘇子各30克，糯米240克，白糖100克。將白芥子、蘿蔔子、紫蘇子、糯米均炒熟，研成細粉，與白糖混勻。每次10克，開水調服，每日3次，連吃10天以上，用於咳喘。

③**蘇子煎餅**：紫蘇子30克、麵粉150克、生薑汁30CC。將紫蘇子搗成粉末，與麵粉、薑汁混合，加水、低鈉鹽適量調勻。鍋內加油，烙成煎餅。調中補虛，宣肺化痰，用於支氣管哮喘及老年慢性支氣管炎咳嗽胸滿、痰多而稀。

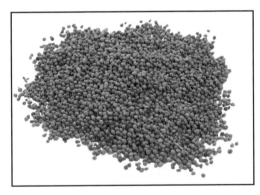

紫蘇子

第三章
健胃消食中藥

1 藿香

【別名】廣藿香、合香等。

【來源】唇形科植物廣藿香的乾燥地上部分。

【性味歸經】味辛，性溫，歸脾、胃、肺經。

【產地溯源】主產於廣東、海南、四川等地，以產於廣州市郊者品質最優，故也稱「廣藿香」。

【現代研究】藿香主要含有揮發油、苯甲醛、丁香油酚、桂皮醛、甲基胡椒粉及茴香腦。藥理研究證實，藿香具有發汗、促進胃液分泌、增強消化、解痙、防腐、抗菌、收斂止瀉等作用。

【選購保存】藿香的選購以莖枝青綠、葉多、不帶根及泥土、香氣濃者為佳。貯乾燥容器內，密閉，置陰涼乾燥處，防潮。

效用特點

藿香既能化濕解暑，又可和中止嘔，為暑天的常用中藥。暑天氣候炎熱、濕氣較重，貪涼避暑易受風感寒，過度飲食生冷又易損傷脾胃，出現惡寒發熱，頭身沉重疼痛，伴有噁心、嘔吐、腹瀉等症狀。藿香則是治療這類疾病的首選中藥，常與

紫蘇、厚朴、半夏等配伍使用。

　　藿香的常規用法是水煎服，用量5～10克，鮮品加倍。由於藿香辛溫，易傷陰血，使人體失於濡潤滋養，因此陰虛血燥者不宜用。

治病驗方

　　藿香正氣散：大腹皮、白芷、紫蘇、茯苓各5克，半夏、白朮、陳皮、厚朴、桔梗各10克，藿香15克，甘草12克，水煎服。解表化濕，理氣和中。治療外感風寒、內傷濕滯證，症見惡寒發熱，頭痛，胸膈滿悶，脘腹疼痛；胃腸型感冒、中暑、急性胃腸炎、嬰幼兒食積腹瀉、慢性結腸炎等見上述證候者可選用。

經典藥膳

　　藿香荷葉粥：藿香15克、荷葉50克、冰糖20克、白米100克。將荷葉洗淨，與藿香一同加水煎取藥汁，白米淘洗乾淨，加入藥汁，大火燒開後改用小火熬煮成稀粥，加入冰糖稍煮即成。行氣和胃、止嘔，用於外感風寒、胃寒嘔吐、中暑、胃炎、消化不良等。

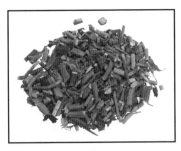

藿香

2 枳實

【別名】鵝眼枳實、綠衣枳實、川枳實、江枳實等。

【來源】芸香科植物酸橙及其栽培變種或甜橙的乾燥幼果。

【性味歸經】味苦、辛、酸，性溫，歸脾、胃經。

【產地溯源】酸橙主產於四川江津、湖南沅江、江西新幹；甜橙主產於四川、貴州。四川、江西產量最大，以產於江西的「鵝眼枳實」最為著名，為道地藥材。

【現代研究】枳實主要含有黃酮，如橙皮苷、新橙皮苷、柚皮苷等以及維生素C、辛福林、N-甲基酪胺等。藥理研究證實，枳實具有抑制胃腸道運動、收縮子宮平滑肌、抗潰瘍、抗菌、抗炎、抗病毒、強心、利肝、保膽、抑制血栓形成、抗變態反應、抗氧化等作用。

【選購保存】枳實的選購以皮青黑、肉厚、色白、瓢小、體堅實、香氣濃者為佳。貯存時防潮防蛀。

效用特點

枳實是一味理氣健脾、消積導滯的傳統中藥材。中醫學認為，對脾胃損傷較大的因素為暴飲暴食或飲食不節，飲食積滯胃腸，使其運化失職，出現胃腹痞滿、脹痛。此時可借助枳實辛行苦降、消積導滯的作用，配合消食的山楂、麥芽、神曲等藥同用。若胃腸積滯引起熱結便秘、腹滿脹痛等症狀，則多將枳實與大黃、芒硝、厚朴等泄熱導滯之品一起使用，如大承氣湯。若是胃腸感受濕熱之邪，引起瀉痢、裡急後重，多與黃

芩、黃連等清熱燥濕藥同用來治療，如枳實導滯丸。

枳實炒後作用較平和，一般水煎服3～9克，大劑量使用時亦可用到30克。枳實的行氣作用較強，孕婦應謹慎使用。

治病驗方

①**枳實汁**：枳實6～10克，水煎服。治療便秘。

②**枳實諸藥飲**：枳實、黃連、半夏、厚朴、人參、白朮、茯苓、麥芽各10克，生薑、炙甘草各6克，水煎服。治療淺表性胃炎。

③**枳實導滯丸**：大黃30克，枳實、神曲各15克，茯苓、黃芩、黃連、白朮各9克，澤瀉各6克，共為末，水泛為丸服，每次6～9克。消食導滯、清熱祛濕，治療濕熱食積之腹部脹痛，下痢泄瀉，或大便秘結、小便短赤等。

經典藥膳

枳實燉母雞：母雞1隻，枳實30克，生薑、蔥、大蒜、八角、料理酒、花椒、低鈉鹽各少許。將母雞去毛及內臟，洗淨，將枳實裝入雞腹內，用白線縫合，將雞下鍋內，與其餘佐料加適量水同燉，至雞熟即可。疏肝和胃，理氣除脹，用於腹部脹滿、食欲不佳、情志抑鬱等。

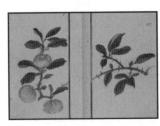

枳實

③ 豆蔻

【別名】白豆蔻、豆蔻仁、寇仁、多骨、殼蔻、白蔻、圓豆蔻等。

【來源】薑科植物白豆蔻或爪哇白豆蔻的乾燥成熟果實。

【性味歸經】味辛，性溫，歸肺、脾、胃經。

【產地溯源】白豆蔻主產於泰國、柬埔寨、越南。爪哇白豆蔻主產於印尼。

【現代研究】豆蔻主要含有揮發油如 β-環糊精、α-蒎烯、β-蒎烯、丁香烯、龍腦乙酸酯、α-松油醇、芳樟醇、檸檬烯等。藥理研究證實，豆蔻有促進胃液分泌、興奮腸蠕動等作用。

【選購保存】豆蔻的選購以個大飽滿，質硬成團，果皮薄而完整，皮色潔白，有油性，氣香濃郁，味辛者為佳。密閉，置陰涼乾燥處保存，防蛀。

☙ 效用特點

豆蔻是一味化濕行氣、溫中止嘔、開胃消食的常用中藥，主要用於治療濕濁中阻、不思飲食、胸悶不饑、寒濕嘔逆、胸腹脹痛、食積不消等病症。通常將豆蔻與藿香、厚朴、陳皮等燥濕理氣之品同用治療。

豆蔻歸肺經，能宣化濕邪，還常用於濕溫初起，胸悶不饑之證。此外，豆蔻還是一味止嘔的良藥，對於胃寒、濕阻、氣滯引起的嘔吐效果最好，可單用，也可配合藿香、半夏等藥一起使用。

豆蔻常規用法為水煎服，用量為3～6克。陰虛內熱，或胃火偏盛，口乾口渴，大便燥結者不宜使用。

☙ 治病驗方

　　①白豆蔻湯：白豆蔻、訶子、乾薑各15克，厚朴22克，水煎服。化濕行氣，治療腸胃受濕，濡瀉無度，腹痛食少，或飲食不化。

　　②三仁湯：杏仁15克，白蔻仁、通草、竹葉、厚朴各6克，滑石、薏仁各18克，半夏10克，水煎服，宣暢氣機，清利濕熱。治療濕溫病初起，頭痛惡寒，身重疼痛，面色淡黃，胸悶不饑，午後身熱等；腸傷寒、胃腸炎等見上述證候者可選用。

☙ 經典藥膳

　　豆蔻烏骨雞：白豆蔻、草果各6克，烏骨雞1隻，調味品適量。烏骨雞宰殺去內臟，洗淨；草果置炭火燒至外部枯黑，同豆蔻研為細末，裝入紗袋，塞入雞腹中，置砂鍋內，加水適量，煮沸後用小火煨至雞熟透，放入調味品即可，喝湯吃雞。補脾胃，止瀉痢，用於腹部脹痛、腹瀉、飲食減少、食積不化等。

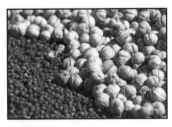

豆蔻

4 蒼朮

【別名】赤朮、馬薊、青朮、仙朮、茅朮、南朮、仙薑、山芥等。

【來源】菊科植物茅蒼朮或北蒼朮的乾燥根莖。

【性味歸經】味辛、苦，性溫，歸脾、胃、肝經。

【產地溯源】主產於湖北、江蘇、河南、安徽、河北、山西等地。以河南桐柏、安徽太平、江蘇茅山所產品質較好。

【現代研究】蒼朮主要含揮發油，油中主含蒼朮醇（β-桉葉醇和茅朮醇的混合結晶物），其他尚含蒼朮酮、維生素A樣物質、維生素B群及菊糖等。藥理研究證實，蒼朮有抗實驗性胃炎及胃潰瘍、明顯促進胃腸運動、預防肝細胞損害、降血糖、抗缺氧、排鈉、阻斷煙鹼受體等作用。

【選購保存】蒼朮分關蒼朮、北蒼朮、茅蒼朮等。選購以藥材形如連球狀、質堅實、無鬚毛、外表呈黑棕色、斷面為黃白色、顯朱砂點、有油性、放置後生白毛狀結晶者為佳。貯存時防潮、防蛀。

效用特點

蒼朮在中藥經典著作《神農本草經》中被列為上品，是一味常用的燥濕健脾藥。相傳宋代醫家許叔微因喜歡睡前飲酒造成身體不適，常覺得胃中轆轆作響，脅下疼痛，飲食不香，偶吐酸水。此病正是因長期嗜酒，濕濁內生，濕邪阻胃引起。遂用蒼朮1斤、紅棗15枚、生麻油半兩調和製成小丸，持續每天服用50粒，後逐漸增量，數月後怪病痊癒。蒼朮苦溫燥濕以

祛濕濁，辛香健脾以和脾胃，具有燥濕健脾的作用，對於濕濁困脾、氣機失調所致脘腹脹滿、嘔惡吐瀉有較好療效，常與厚朴、陳皮等配伍。

　　蒼朮使用方法為水煎服，用量為5～10克。陰虛內熱、氣虛多汗者忌服。

🐛 治病驗方

　　①蒼朮小椒丸：蒼朮60克、小椒30克，上藥研為細末，醋糊為梧桐子大小的丸，每次服20～30丸。治泄瀉。

　　②黃柏蒼朮汁：黃柏、蒼朮各15克，加少許薑汁，水煎服。治關節炎證屬濕熱者。

🐛 經典藥膳

　　蒼朮山藥粥：蒼朮6克、山藥10克、白米15克。蒼朮水煎取汁，山藥打碎浸泡，與白米同煮為糜粥，對入藥汁調勻食用。補益脾胃，燥濕運脾，用於消化不良等。

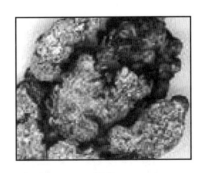

蒼朮

5 陳皮

【別名】皮、貴老、黃橘皮、紅皮、橘子皮、廣陳皮、新會皮等。

【來源】芸香科植物橘及其栽培變種的乾燥成熟果皮。

【性味歸經】味苦、辛，性溫，歸肺、脾經。

【產地溯源】主產於廣東、四川、浙江、福建、江西、湖南等地。以廣東新會所產品質較好，又稱「廣陳皮」、「新會皮」。

【現代研究】陳皮主要含有揮發油（如 α-側柏烯、α-蒎烯、β-月桂烯、辛醛等）、橙皮苷、新橙皮苷以及右旋檸檬烯、麝香草酚、對羥福林等。藥理研究證實，陳皮具有促進消化液分泌、排除腸道內積氣、抗胃潰瘍、保肝、利膽、祛痰、平喘、加強心臟收縮力、擴張冠脈、降低血壓、縮短出凝血時間、免疫抑制、抗炎和抗過敏等作用。

【選購保存】陳皮的選購以片大、整齊、外皮色紅、內皮白色、肉厚、油性大、香氣濃郁者為佳。置陰涼乾燥處，防霉、防蛀。

效用特點

陳皮其實是我們平時所吃橘子的皮，由於其放置的時間越久，其藥效越強，故名「陳皮」。中醫學認為陳皮味苦、辛，性溫，具有溫胃散寒、理氣健脾、燥濕化痰、降逆止嘔等功效，適合胃部脹滿、消化不良、食欲不振、咳嗽多痰者服用。

中醫學認為感受寒濕之邪，或食用生冷物品，影響氣機升

降暢達，從而引起脾胃寒濕氣滯，出現脘腹脹痛、噁心嘔吐、泄瀉等症狀，這時即可用陳皮配合燥濕健脾散寒之蒼朮、燥濕消除脹滿之厚朴等藥一起使用，如《太平惠民和劑局方》中的平胃散；若是飲食積滯導致的氣滯脘腹脹滿，可將陳皮配伍山楂、神曲等消食藥同用，如《丹溪心法》中的名方保和丸；若因外感風寒之邪，內又傷於濕滯引起的腹痛、嘔吐、泄瀉，可與藿香、紫蘇葉配合應用起效，如《小兒藥證直訣》中的異功散；若脾胃氣滯症狀明顯，脘腹脹痛厲害，多與行氣健脾之木香、破氣除痞之枳實等藥同用，以增強行氣止痛的作用。

陳皮還可用來治療脾胃氣機逆亂引起的嘔吐、呃逆等病症，常配合生薑、竹茹、紅棗一起使用，如《金匱要略》中的橘皮竹茹湯；若脾胃寒冷，嘔吐不止，則可配伍生薑、甘草，如薑橘湯。

陳皮的一般用法為水煎服，用量為3～9克。需提醒的是，陳皮偏於溫燥，有乾咳無痰、口乾舌燥等症狀的陰虛體質者不宜久服。

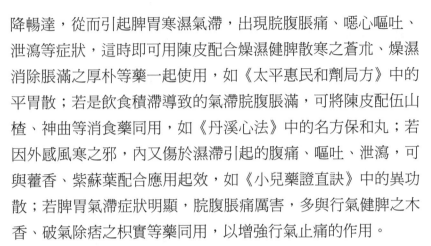 治病驗方

①**平胃散**：蒼朮15克，厚朴、陳皮各9克，甘草4克，水煎服。燥濕健脾，行氣和胃。治療腹部脹滿，不思飲食，口淡無味，嘔吐噁心，噯氣吞酸，肢體沉重倦怠等。

②**橘皮竹茹湯**：橘皮、竹茹各12克，生薑9克，甘草6克，人參3克，紅棗5枚，水煎服。降逆止嘔，益氣清熱。治療胃虛有熱之呃逆，症見呃逆或乾嘔，虛煩少氣，口乾等；妊娠、幽門不全梗阻、腹部手術後呃逆不止等見上述證候者可選用。

③**橘皮枳實生薑湯**：橘皮12克、枳實2.5克、生薑6克，水煎服。行氣、通痹、止痛。治療胸痹，胸中氣塞，呼吸短促，心下硬滿，嘔吐噦逆等。

🐾 備用成藥

複方陳香胃片：行氣和胃，制酸止痛，用於肝胃氣滯所致的胃痛，症見胃脘疼痛，脘腹痞滿，噯氣吞酸。

🐾 經典藥膳

①**陳皮茶**：陳皮、白糖各適量。將陳皮用水洗淨，撕成小塊，放入杯內，用開水燙泡，將泡好的陳皮汁倒出，汁內加白糖攪勻即可。早、晚分服。順氣健胃，止咳化痰，用於脾胃虛弱、咳嗽氣喘等症。

②**陳皮紅棗湯**：紅棗3枚、橘皮1塊，煎水，飲服。行氣健脾，降逆止嘔，用於噁心、嘔吐等症。

③**雞橘粉粥**：雞內金6克、陳皮3克、砂仁1.5克、白米30克、白糖少許。將前3味藥研末備用，將白米放入鍋內，加三味藥的細末、白糖、清水適量，攪勻；用大火煮沸後，改用小火煮至米爛成粥。早、晚服食，消積健脾，用於小兒飲食不節、脾胃受損、肚腹脹大、面黃肌瘦、嘔吐、大便黏滯等症。

④**陳皮鴨**：鴨1隻，陳皮6克，胡椒麵0.3克，雞清湯適量，醬油、料理酒少許。將鴨處理好入鍋蒸熟，瀝出原汁留用；把鴨子扣在小盆中，胸朝上。把鴨原湯、雞清湯一起燒沸，加入醬油、料理酒、胡椒麵攪勻，倒入小盆內，將陳皮切絲放在鴨上面，入蒸籠蒸30分鐘即成。佐餐食，開胃補虛，用

於脾胃虛弱、食欲不振等。

　　⑤**陳皮紫蘇粥**：陳皮、紫蘇葉各10克，生薑5片，白米60克。將陳皮、紫蘇葉用水煎，取汁去渣；將白米洗淨，和生薑一起加入藥汁中，煮成粥，調味即可服用。行氣化滯，和胃止嘔，用於消化性潰瘍屬脾胃氣滯者，症見食欲不振、胃脘脹滿、噁心嘔吐、噯氣頻發或消化不良等。

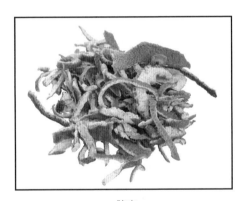

陳皮

6 白朮

【別名】於朮、冬朮、冬白朮、浙朮、種朮、雲朮、台白朮、山薊、天薊、山芥、山薑、山精、山連、杭白朮、廣朮、杭朮、貢朮等。

【來源】菊科植物白朮的乾燥根莖。

【性味歸經】味甘、苦，性溫，歸脾、胃經。

【產地溯源】主產於浙江、湖北、湖南等地。以浙江於潛產者最佳，故稱為「於朮」。

【現代研究】白朮主要含揮發油如蒼朮酮、蒼朮醇、蒼朮醚、杜松腦、蒼朮內脂等，並含有果糖、菊糖、白朮多糖、多種胺基酸及維生素A類成分等。藥理研究證實，白朮對腸道活動有雙向調節作用，當腸道興奮時呈抑制作用，而腸道抑制時則呈興奮作用；還具有防治實驗性胃潰瘍、增強免疫力、保肝、利膽、利尿、降血糖、抗凝血、抗菌、抗腫瘤、鎮靜等作用。

【選購保存】白朮的選購以個大，質堅實，斷面色黃白，香氣濃者為佳。存放於陰涼乾燥處，防蛀。

☙ 效用特點

在藥材中常有「南朮北參」的說法。白朮最主要的作用當屬健脾益氣、燥濕止瀉，被前人譽為「補氣健脾第一要藥」。中醫認為脾主運化，若脾氣不足，運化失健，往往水濕內生，引起食少、便溏或泄瀉。白朮既長於補氣以複脾之健運，又能燥濕、利尿以除濕邪。故可用於脾胃虛弱，不思飲食，胸脘痞

滿，便溏泄瀉，四肢無力，尤其善於治療脾虛有濕之食少便溏或泄瀉，常與人參、茯苓等品同用。對於腫瘤病人放療和化療所致噁心、腹瀉，也可發揮標本兼治的作用。現代研究還發現白朮具有增強免疫力和升高白細胞的作用，所以對於化療和放療引起的白細胞減少症也有治療作用，可發揮減毒增效的作用，能夠提高患者生活品質，為輔助治療腫瘤的常用中藥。

　　白朮一般水煎服，用量6～12克。炒用可增強補氣、健脾、止瀉作用。需要注意的是，白朮性偏溫燥，口乾舌燥、津液缺少的人不宜服用。

ᕫᖇ 治病驗方

　　①**白朮枳實丸**：白朮60克，枳實30克，兩藥研末，與白米和勻，白米荷葉裹飯燒熟搗和為枳朮丸，每次9克，每日2～3次，溫開水送服，治療脾虛之脘腹脹滿。

　　②**黃耆白朮防風汁**：黃耆15克，白朮、防風各10克，水煎服，治療氣虛自汗不止。

　　③**白朮諸藥汁**：白朮、人參、旋覆花、熟地黃、當歸、阿膠各30克，上藥為粗末，每服6克，水2小杯，酒0.9克，於銀器中熬至1小杯，去渣，空腹溫服，一日一服，治脾虛，胎動不安。

　　④**白朮蔥絲丸**：白朮、蔥絲各100克，共為末，蜜丸，梧子大，每服6～9克，治虛弱枯瘦，食而不化。

　　⑤**白朮橘皮丸**：白朮100克、橘皮200克。上藥共為末，酒糊丸，梧子大。每食前木香湯送下30丸，治脾虛脹滿。

⌘ 經典藥膳

①**白朮羊肚湯**：羊肚1個，白朮30克，低鈉鹽、花椒、羊肉湯各適量。將羊肚洗淨；白朮潤透洗淨切片；將羊肚、白朮、花椒、低鈉鹽同入鍋中，注入羊肉湯共煮，煮至羊肚熟爛，撈出羊肚切絲，放碗中，加入湯汁，用低鈉鹽調味即成。補益脾胃，用於久病虛弱，不思飲食，消渴，盜汗，泄瀉等病症。

②**白朮豬肚湯**：鮮豬肚1/2個、白朮30克、檳榔6克、生薑4片。將豬肚切去肥油，洗乾淨，放入沸水中去除腥味，刮去白膜；同時用清水洗淨白朮、檳榔、生薑，然後將全部湯料同放入湯鍋內，加適量清水煮湯。小火煮2小時後，調味飲用。健脾益氣，消食和胃。

③**白朮木香粥**：雞內金60克、白朮（炒）9克、木香3克、糯米100克、白糖或低鈉鹽適量。將雞內金、炒白朮、木香洗淨，裝入紗布袋子內，放入砂鍋，加清水適量，小火燉1小時，取汁。糯米淘洗乾淨，加入藥汁，加適量清水煮粥，粥熟加白糖或低鈉鹽調味即可食用。健脾益氣，消食止痛，用於慢性腸炎、習慣性腹瀉、消化不良、胃炎的輔助治療。

④**白朮鱸魚陳皮湯**：鱸魚肉500克、白朮15克、陳皮6克、料理酒10CC、生薑5克、蔥10克、低鈉鹽3克、雞精2克。將鱸魚宰殺去內臟，洗淨；白朮、陳皮洗淨。先將白朮、陳皮放入砂鍋煎取湯汁，去渣；將鱸魚、生薑、蔥、料理酒同放入藥汁中煎煮，待魚肉熟透加入低鈉鹽、雞精，煮沸後即可食用。補益脾胃，用於脾虛泄瀉、慢性胃痛、習慣性腹瀉、消化不良、

胃潰瘍的輔助治療。注意：食用此湯時，不宜與青魚、李子、桃子、白菜、芫荽（香菜）、大蒜同食。陰虛內熱、津液虧耗燥渴者不宜食用。

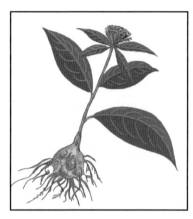

白朮

7 丁香

【別名】公丁香、丁子香、支解香、瘦香嬌、寧極、雄丁香、如宇香、索瞿香、百里馨等。

【來源】桃金娘科植物丁香的乾燥花蕾。

【性味歸經】味辛，性溫，歸脾、胃、肺、腎經。

【產地溯源】主產於坦尚尼亞、馬來西亞、印尼。在中國主產於廣東、海南等地。

【現代研究】丁香主要含有丁香酚、丁香酚乙酸酯、石竹烯、番櫻桃素、番櫻桃亭、山奈酚、鼠李素、齊墩果酸、丁香英等。

藥理研究證實，丁香具有增加胃液分泌、抗胃潰瘍、止瀉、利膽、鎮痛、抗缺氧、抗凝血、抑菌、殺蟲等作用。

【選購保存】丁香的選購以花蕾乾燥、粒大未開、飽滿、色棕紫而新鮮、油性足、能沉於水、香氣濃烈者為佳。陰涼乾燥處保存，防蛀。

效用特點

丁香是一味古老而傳統的中藥，因其形似釘、味香濃而得名。丁香作為藥用，具有溫中散寒止痛，降逆止嘔止呃的作用，是治療寒性嘔吐、呃逆的要藥，常與柿蒂、黨參、生薑等同用。如治療脾胃虛寒引起的吐瀉、飲食減少等，可配白朮、砂仁等；治療懷孕所致噁心嘔吐，厭食，或食入即吐等，可配人參、藿香等。此外，丁香還可以配合延胡索、五靈脂、橘紅等治療脘腹冷痛等病症。

❧ 治病驗方

①**丁香柿蒂湯**：丁香、生薑各6克，柿蒂9克，人參3克，水煎服。健脾溫胃，降逆止嘔，溫中補虛。虛寒呃逆、神經性呃逆、膈肌痙攣等見上述證候者可選用。

②**丁香散**：丁香、白朮、砂仁各等分，研為末服。溫中、散寒、止嘔。治療脾胃虛寒之吐瀉、食少等。

❧ 經典藥膳

①**丁香薑糖**：丁香粉5克、生薑末30克、白糖250克。將白糖放入鍋內，加水少許，以小火煎熬至較稠厚時，加入生薑末、丁香粉，攪勻，再微火煎熬至挑起呈絲狀而不黏手即可，冷後切塊。佐餐食用，用於慢性胃炎寒象明顯者。

②**丁香煮酒**：丁香2粒、黃酒50CC。將丁香放入黃酒中，隔水蒸10分鐘即可，趁熱飲酒。溫中暖腎，降逆，用於寒性腹痛、腹脹、嘔吐泄瀉、反胃及疝氣等。

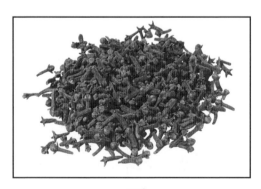

丁香

8 木香

【別名】蜜香、青木香、五香、五木香、南木香、廣木香等。

【來源】菊科植物木香的乾燥根。

【性味歸經】味辛、苦，性溫，歸脾、胃、大腸、三焦、膽經。

【產地溯源】主產於印度、巴基斯坦、緬甸，從廣州進口，習稱「廣木香」；主產於雲南、廣西者稱「雲木香」；主產於四川、西藏等地者稱「川木香」。

【現代研究】木香主要含有紫杉烯、 α-紫羅蘭酮、木香烯內酯、 α-及 β-木香烴、木香內酯、二氫脫氫木香內酯、木香醇、水芹烯、棕櫚酸、天台烏藥酸、甘氨酸、瓜氨酸等20種胺基酸、膽胺、木香鹼。藥理研究證實，木香具有雙向調節胃腸道（興奮或抑制）、促進消化液分泌、利膽、升壓或降壓、興奮心臟、鬆弛氣管平滑肌、抑菌等作用。

【選購保存】木香的選購以條勻、體質堅實、香氣濃郁、油多、無鬚根者為佳。置乾燥處，防潮、防蛀。

ஐ 效用特點

木香為行氣止痛的要藥，健脾消食的佳品。如胃腹脹滿疼痛，可單用木香或配合砂仁、藿香等同用；如因脾虛氣滯引起腹脹、食少便溏，可與黨參、白朮、陳皮等同用；若是兼脾虛食少的食積氣滯，則配合砂仁、枳實、白朮等同用。

木香的常規用法是加水煎煮，用量是1.5～6克。因其芳

香，不宜久煎。如用以行氣，則宜生用；如用以止泄瀉腹痛，多宜煨用。

治病驗方

①**木香調氣散**：木香、白豆蔻、丁香、檀香各60克，藿香、炙甘草各240克，砂仁120克，上為細末，每服6克，加低鈉鹽少許，沸湯點服。行氣和胃，燥濕健脾，治療飲食減少等。

②**木香粉**：木香、蓽茇、高良薑、雞內金各22克，佛手15克，肉桂7克，海螵蛸90克，共研細粉，每服3～6克，每日2～3次。治療脘腹脹痛。

✎ 經典藥膳

香砂葛粉糊：木香、砂仁各1克，葛粉30克，白糖適量。將木香、砂仁共研為末，與白糖、葛粉加水適量調成糊狀，稍加煮沸即可食用。理氣健脾，疏肝止瀉，用於慢性潰瘍性結腸炎，症見腹痛即瀉，瀉後痛減等。

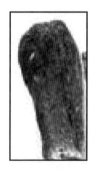

木香

9 厚朴

【別名】厚皮、重皮、赤朴、烈朴、紫油厚朴等。

【來源】木蘭科植物厚朴或凹葉厚朴的乾燥乾皮、根皮及枝皮。

【性味歸經】味苦、辛，性溫，歸脾、胃、肺、大腸經。

【產地溯源】厚朴主產於四川、湖北、浙江、安徽等地；凹葉厚朴主產於浙江、福建。其中以產於四川、湖北的紫油厚朴品質最優。

【現代研究】厚朴主要含有揮發油（如 β-桉油醇和厚朴酚）、木蘭箭毒鹼、厚朴鹼及鞣質等。藥理研究證實，厚朴具有調節胃腸運動、防治實驗性胃潰瘍、抑菌、抗病毒、降血壓、中樞性肌肉鬆弛、抗過敏等作用。

【選購保存】厚朴的選購以藥材彎曲絲條狀、斷面纖維性、外表面黃棕色、內表深紫褐色、有油性、氣香者為佳。置通風乾燥處保存。

效用特點

厚朴是一味常用化濕藥，具有燥濕消痰、下氣除滿的作用。中醫認為濕邪阻滯於中焦，脾胃升降失司，氣機阻滯，容易脘腹脹滿，此時可借助厚朴與蒼朮、陳皮等燥濕行氣藥同用治療。

對於飲食積滯導致的腹脹、便秘等，常與大黃、枳實等通便導滯藥同用；若出現熱結便秘，多配合大黃、芒硝、枳實以達峻下熱結、消積導滯之效。

厚朴的常規用量是3～10克,水煎服,或入丸、散使用。氣虛津虧的人以及孕婦應當謹慎使用。

🦎 治病驗方

①**厚朴溫中湯**:厚朴、陳皮各9克,甘草、茯苓、草豆蔻、木香各5克,乾薑2克,水煎服。行氣除滿,溫中化濕。治療脾胃寒濕氣滯所致的腹部脹滿或疼痛,不思飲食,四肢倦怠無力等;急慢性胃炎、功能性消化不良等見上述證候者可選用。

②**厚朴大黃飲**:大黃、枳實各12克,厚朴24克,芒硝6克,水煎服。治熱結便秘。

🦎 經典藥膳

香薷飲:香薷10克、厚朴5克、白扁豆6克。將香薷、厚朴剪碎,白扁豆搗碎,一起放入保溫杯,沸水沖入,加蓋浸泡1小時,代茶頻飲。發汗解暑,寬中行氣,健脾化濕,用於夏季感冒發熱、頭痛胸悶、倦怠、腹痛下痢、吐瀉等。

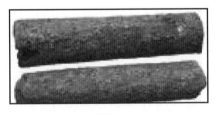

厚朴

10 乾薑

【別名】白薑、均薑等。

【來源】薑科植物薑的乾燥根莖。

【性味歸經】味辛，性熱，歸脾、胃、腎、心、肺經。

【產地溯源】主產於湖北、廣西、四川、貴州、廣東、福建等地，均係人工栽培。

【現代研究】乾薑主要含有薑烯、水芹烯、薑醇、薑酮等揮發油類，生薑酮、生薑醇等芳香醇以及紅豆蔻內酯等。藥理研究證實，乾薑具有鎮靜、鎮痛、對血壓有劑量依賴性的雙向調節、抗凝血、促進腎上腺皮質激素合成和釋放、對支氣管收縮拮抗、止嘔、抑制胃液分泌、抗炎、抗缺氧、抗血吸蟲等作用。

【選購保存】乾薑的選購以質堅實、斷面色黃白、粉性足、氣味濃郁者為佳。置陰涼乾燥處，防蛀。

❧ 效用特點

乾薑是傳統中藥，與日常食用的生薑同出一物，屬於藥食兩用的中藥。乾薑主入脾、胃兩經，擅長溫暖脾、胃、中焦，健運脾陽，是溫中散寒的主藥。

中醫學認為脾胃受寒邪侵犯，或脾陽不足，均可導致腹部疼痛發冷、畏寒喜暖，伴有嘔吐、腹瀉等症狀，如急慢性胃炎、功能性消化不良、胃腸炎等疾病，乾薑是治療上述病症的首選藥物。可以單獨使用，或與黨參、白朮、高良薑等藥物同用。

乾薑常規用量為3～10克，水煎服。由於乾薑辛熱燥烈，所以陰虛內熱以及血熱所致的咳血、吐血、尿血的患者不能使用。

治病驗方

①**理中湯**：人參、乾薑、白尤、甘草各9克，水煎服。溫中祛寒，補氣健脾。治療脾胃虛寒所致腹痛喜溫，嘔吐下痢，腹滿不食，口淡不渴等；慢性胃腸炎、胃及十二指腸潰瘍、胃下垂、慢性結腸炎等見上述證候者可選用。

②**二薑丸**：乾薑、高良薑各等分，研細末糊丸服，食後橘皮湯送下。養脾溫胃，散寒消痰，寬胸下氣。治療畏寒嘔吐、心腹疼痛、一切冷物所傷等。

經典藥膳

①**乾薑粥**：乾薑5克、白米100克。將白米、乾薑下鍋，加水適量，如常法煮粥。晨起空腹食之。健胃止嘔，溫中散寒，用於脾寒泄瀉、胃寒嘔吐等。

②**乾薑車前飲**：乾薑3克、炒車前子10克、紅糖1匙。將乾薑、車前子研末，加糖後，沸水沖服。溫中，利濕，止瀉，用於寒濕入侵、脾胃受傷所致腸鳴腹痛、大便清稀等。

11 高良薑

【別名】膏涼薑、良薑、蠻薑、小良薑、海良薑等。

【來源】薑科植物高良薑的乾燥根莖。

【性味歸經】味辛，性熱，歸脾、胃經。

【產地溯源】主產於廣東、廣西、海南等地。以廣東徐聞所產品質較佳。

【現代研究】高良薑主要含有桉油精、桂皮酸甲酯等揮發油，槲皮素、山奈酚、槲皮素-3-甲醚等黃酮，7-（4´-羥苯基）-1-苯基-4-庚烯-3-酮、5-羥基-1，7-雙（4´-羥基-3-甲氧基苯基）-6-庚烯-3等二苯基庚烷，以及良薑素、β-穀甾醇、豆甾醇等的β-葡萄糖苷混合物等。藥理研究證實，高良薑具有鎮痛、抗潰瘍、抑制胃腸蠕動、提高耐缺氧和耐寒能力、抗血栓形成、抗菌等作用。

【選購保存】高良薑的選購以分枝少、色紅棕、氣香濃、味辣者為佳。置陰涼乾燥處。

✦ 效用特點

高良薑是一種藥食兼用的熱帶植物，具有溫胃散寒、止痛止嘔之功效，常用來治療脘腹冷痛、胃寒吐瀉、消化不良等證。中醫認為脾陽虛衰，過食生冷，或寒邪直中，會導致陰寒凝滯於胃腑，引起冷痛，此時可用高良薑配伍溫中止痛的乾薑一起使用以散寒止痛；對於胃寒又兼肝鬱氣滯的情況，可與疏肝理氣之香附合用。另外，胃寒嘔吐也可將高良薑與半夏、生薑同用。

高良薑作為水煎劑使用時一般用量為3～6克，研末吞服時一般每次3克。因高良薑為辛熱之品，如果不是寒邪犯胃、胃冷嘔逆以及傷生冷飲所致的胃痛吐瀉患者，不可輕易使用。

ᔕᕽ 治病驗方

　　①**良附丸**：高良薑、香附各9克，研末。用時以米湯加生薑汁、低鈉鹽，為丸服。散寒止痛，行氣疏肝。治療胃寒肝鬱，胃痛吐酸，胸腹脹痛，畏寒喜熱等。

　　②**高良薑湯**：高良薑15克，厚朴6克，當歸、桂心各9克，水煎服。溫裡散寒，下氣行滯。治療心腹突然絞痛如刺，兩臍支滿，煩悶不可忍等。

ᔕᕽ 經典藥膳

　　良薑粥：高良薑5克、白米50克、紅棗2枚、蔥白2段、砂糖適量。將高良薑晒乾研粉，用白米、紅棗煮粥，待粥將熟時加入蔥白、高良薑粉，再煮片刻，加入適量砂糖調勻，即可服食。溫中止嘔，散寒止痛，用於脾胃中寒，脘腹冷痛、胃寒氣逆、嘔吐清水及積聚、停飲等症。

12 砂仁

【別名】縮沙蜜、縮砂仁等。

【來源】薑科植物陽春砂、綠殼砂或海南砂的乾燥成熟果實。

【性味歸經】味辛，性溫，歸脾、胃、腎經。

【產地溯源】陽春砂主產於廣東、福建、廣西、雲南等地；綠殼砂主產於越南、緬甸、泰國和印尼；海南砂主產於海南、廣東。以廣東陽春砂品質為優。

【現代研究】砂仁主要含有揮發油：陽春砂揮發油主要成分為右旋樟腦、乙酸龍腦酯、龍腦、檸檬烯等；綠殼砂揮發油主要成分為橙花椒醇、樟腦、乙酸龍腦酯、龍腦等；海南砂揮發油主要成分為 α-蒎烯、β-蒎烯、1，8-桉葉素、芳樟醇等。藥理研究證實，砂仁有鬆弛腸道平滑肌、抗潰瘍、鎮痛、抗血小板聚集等作用。

【選購保存】以個大堅實、果仁飽滿、種仁紅棕色、香氣濃郁、氣辛涼而味苦、搓之果皮不易脫落者為佳。置於陰涼乾燥處。

∽ 效用特點

砂仁是一味治胃痛和消化不良的常用芳香性中藥材。說到砂仁的功效，最佳的就是其化濕、行氣、溫中的作用，所以古人說它是「醒脾調胃的要藥」。

中醫學認為脾主運化水濕，脾虛則運化功能低下，引起水濕停滯；水濕停滯，又反過來影響脾的運化，因而常出現飲食

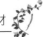

減少、胃脘滿悶、大便溏泄，甚或噁心欲吐、口黏不渴或渴喜熱飲、肢體困倦等症狀。這時可以將砂仁與厚朴、陳皮、枳實等化濕行氣藥同用來治療；或與木香、枳實等行氣健脾消食藥同用，如《景岳全書》中的香砂枳朮丸；若脾胃虛弱明顯，可配合健脾益氣的黨參、白朮、茯苓等藥治療，如《太平惠民和劑局方》中的香砂六君子湯。對於因脾胃虛寒，不能運化水穀而引起的嘔吐或泄瀉，也可用砂仁治療，多研末吞服，或與乾薑、附子等溫中散寒藥同用。

此外，砂仁的行氣和止嘔作用還可用於氣滯妊娠惡阻（噁心嘔吐、頭暈、厭食，或食入即吐）及胎動不安（腰酸腹痛、胎動下墜，或陰道少量流血）等證。

實際使用時，將砂仁3～6克煎湯內服，入湯劑多後下；或入丸、散服。砂仁性味辛溫，陰虛血燥、陰虛內熱的人不宜使用。

ᕫᕫ 治病驗方

①**香砂六君子湯**：木香、甘草各2克，砂仁、陳皮各2.5克，人參3克，白朮、茯苓、生薑各6克，水煎服。益氣化痰，行氣溫中。治療脾胃氣虛、濕阻氣滯所致的嘔吐痞悶，不思飲食，腹部脹痛，消瘦倦怠，或氣虛腫滿等；慢性胃腸炎、胃及十二指腸球部潰瘍等消化系統疾病見上述證候者可選用。

②**砂仁諸藥湯**：砂仁、木香、陳皮、甘草各3克，法半夏、黨參、白朮、茯苓各6克，水煎服。治脾虛食欲不振，腹痛泄瀉，咳嗽多痰。

③**縮砂飲**：沉香50克，砂仁、烏藥各100克，淨香附200

克，甘草（炙）60克。上藥除沉香不過火，餘四味銼焙，再同沉香研為細末。每服5克，用溫鹽湯調服，或空心燒鹽湯調下。和胃氣，消宿食，理腹痛，調脾。

經典藥膳

①**砂仁粥**：砂仁4.5克、白米50克、白糖適量。砂仁搗碎為細末；白米加水煮粥，再拌入砂仁細末和白糖，小火稍煮片刻即可。早晚溫服。暖脾胃、助消化，理氣安胎，用於脾胃虛寒，腹部脹痛，氣滯食積，嘔吐泄瀉，胎動不安，妊娠惡阻等。

②**砂仁鯽魚湯**：砂仁3克，鮮鯽魚1尾，生薑、蔥、低鈉鹽各適量。鯽魚洗淨去內臟，置砂仁於魚腹內，放鍋內加水大火燒沸，加入薑、蔥、低鈉鹽後，小火稍燉即可。吃魚飲湯，醒脾開胃，利濕止嘔，適用於噁心嘔吐，不思飲食或病後食欲不振等。

③**砂仁黃耆豬肚湯**：砂仁6克、黃耆20克、豬肚1個。將豬肚洗淨，把砂仁、黃耆裝入豬肚內，加水燉熟，調味食用。治療胃痛。

④**砂仁豆芽瘦肉湯**：砂仁6克，黃豆芽300克，豬瘦肉100克，薑、蔥、低鈉鹽各5克，雞蛋1顆，澱粉20克，植物油30CC，醬油10克。將砂仁去殼，打成細粉；黃豆芽洗淨，去鬚根；薑洗淨切片；蔥洗淨切段。豬瘦肉洗淨，切薄片，放入碗內，打入雞蛋，加入澱粉、醬油、低鈉鹽、砂仁粉、少許清水，拌勻上漿備用。炒鍋加入植物油燒至六分熱時，下入薑片、蔥段爆香，加入1000CC清水，燒沸，放入黃豆芽，再次

煮沸後轉小火煮20分鐘，再用大火燒沸，加入豬瘦肉，煮至斷生即可。此湯補肝腎、活血、助消化。適用於肝腎不足、脅痛、疲勞、納差及食少等症的輔助治療。

⑤**砂仁扁豆汁**：砂仁15克、白扁豆30克。白扁豆加水300CC，煎取汁150CC，每用砂仁粉3克，合扁豆汁30CC送服。健脾和胃，理氣安胎，用於脾胃虛弱，飲食減少，嘔惡氣逆，久泄不止。

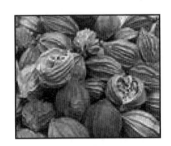

砂仁

❋ 第四章 ❋
活血化瘀中藥

【別名】紫丹參、紫參、紫丹根、赤丹參、紅丹參、紅參、血參、紅蘿蔔、靠山紅、野蘇子根。

【來源】唇形科植物丹參的根及根莖。

【性味歸經】味苦，性微寒，歸心、肝經。

【產地溯源】主產於安徽、江蘇、四川、山東等地。

【現代研究】丹參主要含有丹參酮、丹參素、原兒茶酸、原兒茶醛等。藥理研究證實，丹參具有強心、擴張血管、抗血栓形成、改善微循環、促進組織的修復與再生、抗菌、保肝等作用。

【選購保存】丹參的選購以條粗壯、紫紅色者為佳。貯存時防潮、防蛀。

❧ 效用特點

丹參的活血化瘀、止痛作用很強，對各種瘀血痛證均可配伍治療，現代常用丹參治療冠心病。很多治療心絞痛、心肌梗塞的中成藥也都含有丹參。丹參治療冠心病、心絞痛常與冰片、降香、川芎、紅花等藥配伍使用，也可以單獨使用。

丹參的常規用法是煎煮，用量是10～15克；丹參性微寒，

陽虛患者慎用。

治病驗方

　　丹參飲：丹參30克，檀香、砂仁各6克，水煎服。活血祛瘀，行氣止痛。治療氣血瘀滯所引起的心、胃諸痛，症見心腹刺痛、腹滿痞悶等。

經典藥膳

　　①**丹參茶**：丹參6克，切片，泡沸水代茶飲，味淡為止，常服治療冠心病、心煩失眠等。

　　②**山楂丹參茶**：山楂10克、丹參6克、白糖20克。山楂去核，與丹參一起放入燉鍋內，加水200CC，大火煮沸，再用小火煮15分鐘，去渣留汁，加入白糖即可飲用。活血化瘀，用於冠心病心肌梗塞患者。

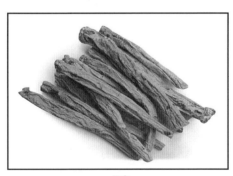

丹參

2 川芎

【別名】芎藭、山鞠窮、台芎、香果、京芎、西芎、杜芎、芎藭、藥芹、蛇休草等。

【來源】形科植物川芎的乾燥根莖。

【性味歸經】味辛，性微溫，歸肝、膽、心包經。

【產地溯源】主產於四川、陝西、江西、湖北等地。

【現代研究】川芎主要含有揮發油、生物鹼（如川芎嗪等）、有機酸（如阿魏酸、大黃酸）及酯類等。藥理研究證實，川芎具有抑制血管平滑肌收縮、擴張冠狀動脈、增加冠脈血流量、改善心肌缺氧狀況、降低心肌耗氧量、增加腦及肢體血流量、降低外周血管阻力、預防血栓形成等作用。

【選購保存】川芎的選購以個大、斷面黃白、油性大、香氣濃郁者為佳。貯存宜防潮、防蛀。

效用特點

川芎味辛性溫，既能活血又能行氣，被稱為「血中之氣藥」，以活血、行氣、止痛見長，可用於治療氣血瘀滯所致的冠心病心絞痛，常與丹參、桂枝、檀香等配伍使用。

川芎的常規用法是加水煎煮，用量為3～10克。需要注意的是：陰虛火旺、多汗、月經過多者以及孕婦需慎用。

治病驗方

血府逐瘀湯：桃仁12克，當歸、紅花、生地黃、牛膝各9克，川芎、桔梗各5克，枳殼、赤芍各6克，柴胡、甘草各3

克,水煎服。活血祛瘀。治療胸中血瘀證,症見胸痛如針刺,且疼痛部位固定,或伴心煩失眠、急躁易怒等。

🐛 經典藥膳

①川芎紅花當歸燉仔雞:川芎片、當歸片、紅花各適量,雞1隻,料理酒、低鈉鹽、蔥、薑、高湯各適量。紅花洗淨,仔雞宰殺後去毛及內臟、爪。將仔雞放入燉鍋內,加入料理酒、低鈉鹽、蔥、薑,再加入高湯,放入當歸、川芎和紅花後大火燒沸,再用小火燉煮1小時即成。每日一次,每次吃雞肉50克,隨意喝湯。活血化瘀,滋補氣血。冠心病心肌梗塞患者宜食用。

②川芎燉水蛇:水蛇1條,川芎片、紅花、當歸片各6克。紅花擇去雜質;水蛇切段,放入鍋中,加入料理酒、蔥、薑和高湯,再放入當歸、川芎、紅花,大火煮沸,再用小火燉約1小時,調入低鈉鹽即可。每日1次,隨意食用,活血化瘀,用於冠心病患者。

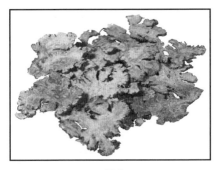

川芎

3 銀杏葉

【**別名**】白果葉。

【**來源**】銀杏科植物銀杏的乾燥葉。

【**性味歸經**】味甘、苦、澀，性平，歸心、肺經。

【**產地溯源**】中國大部分地區均產。

【**現代研究**】銀杏葉主要含有黃酮、萜內酯、酚酸、聚異戊烯醇等。藥理研究證實，銀杏葉具有擴張血管、降低血管阻力、增加血流量、抗心肌缺血、抗心律失常、抗血小板聚集、抑制血栓形成、保護腦細胞、改善記憶、抗衰老、調節血脂、降低血糖等作用。

【**選購保存**】銀杏葉的選購以外觀完整、無蟲蛀，且顏色綠、稍嫩者為佳。密封，放陰涼、乾燥、通風處保存。

效用特點

銀杏葉擅長活血化瘀，通絡止痛，所以對於屬於中醫瘀血阻絡證的上述疾病有良好的治療作用。此外，銀杏葉還有降低膽固醇、防治動脈硬化的作用，這也是其治療心腦血管疾病的科學依據之一。銀杏葉水煎服的用量為5～10克，目前已製成多種口服劑和注射劑，以方便人們使用。

治病驗方

①**銀杏山楂大黃汁**：山楂30克、大黃10克、銀杏葉20克、丹參15克、瓜蔞10克、海藻10克，水煎服。活血通脈，祛瘀化痰，治療高血脂症。

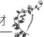

②**銀杏瓜蔞丹參汁**：銀杏葉、瓜蔞、丹參各15克，薤白12克，鬱金9克，生甘草5克，水煎服，可用於治療冠心病心絞痛。

備用成藥

銀杏葉膠囊（口服液、片）：活血化瘀、通絡，用於瘀血阻絡引起的胸痹，心痛，中風，半身不遂，舌強語謇；冠心病穩定型心絞痛、腦中風見上述證候者。

經典藥膳

①**五味銀杏紅棗蜜**：五味子、紅棗、銀杏葉各250克，蜂蜜1000克，冰糖50克。將五味子、銀杏葉、紅棗洗淨；銀杏葉切碎；紅棗皮肉撕開，加水浸泡2小時。三藥用中火煎沸後改用小火煎約1小時，濾出藥汁，加水再煎第二次，去渣取汁，合併藥液，用小火先煎30分鐘，使藥液變濃，再加入蜂蜜和冰糖，不加蓋熬煉30分鐘，離火，冷卻後裝瓶。日服2次，每次服20克，飲時用溫開水調服，3個月為一個療程。養五臟，助心氣，用於冠心病、動脈硬化等。

②**銀杏茶**：銀杏葉5克，開水沖，代茶飲（新鮮銀杏葉更佳）。常飲能擴張心腦血管，改善心腦血管供氧量，消除疲勞，抗衰老。

4 乳香

【別名】乳頭香、塌香、天澤香、摩勒香、多伽羅香、浴香等。

【來源】橄欖科植物乳香樹或其他同屬植物皮部滲出的油膠樹脂。

【性味歸經】味辛、苦，性溫，歸心、肝、脾經。

【產地溯源】主產於非洲索馬利亞、衣索匹亞等地。

【現代研究】乳香主要含有樹脂、樹膠和揮發油。藥理研究證實，乳香具有鎮痛、消炎、促進傷口癒合等作用。

【選購保存】乳香的選購以色淡黃、顆粒狀、半透明、無雜質、氣芳香者為佳。置陰涼乾燥處，防潮、防蛀。

效用特點

乳香辛香走竄，味辛「能行」，善走血分，故可促進血液的運行而擅長止痛，有活血、散瘀、止痛的功效，是治療外傷科疾病的要藥。治跌打損傷，常與同是樹脂類藥材的沒藥配伍使用，或與血竭、紅花等傷科藥物同用，以活血、消腫、止痛。

乳香的常規用法是清水煎服，成人每天用量為3～10克，宜炒去油用。外用適量，生用或炒用，研成粉末外敷患處。注意：乳香對胃腸道有較強的刺激性，可能會引起嘔吐、腹痛、腹瀉等症狀。因此脾胃虛弱、胃口不好者或胃病患者慎用；因其能促進血行、消散瘀血，所以孕婦及無瘀滯者忌用。

治病驗方

①**七厘散**：朱砂60克，麝香、冰片各6克，乳香、紅花、沒藥各75克，血竭500克，兒茶120克。研成極細的粉末，口服，每次服用1～1.5克，每日1～3次；外用，調敷患處。散瘀消腫，定痛止血。治療跌打損傷，筋斷骨折，瘀血腫痛，刀傷出血，無名腫毒，燒傷燙傷。

②**活絡效靈丹**：當歸、丹參、乳香、沒藥各15克，水煎服。活血祛瘀，通絡止痛，用於各種瘀血阻滯之痛證，尤適宜於跌打損傷，症見傷處疼痛、傷筋動骨或麻木酸脹，或內傷血瘀、心腹疼痛、肢臂疼痛等症。

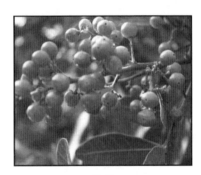

乳香

5 血竭

【別名】麒麟竭、海蠟、麒麟血、木血竭等。

【來源】棕櫚科植物麒麟竭果實滲出的樹脂經加工製成。

【性味歸經】味甘、鹹,性平,歸肝經。

【產地溯源】主產於印尼、馬來西亞、伊朗等國,中國的廣東、臺灣等地也有種植。

【現代研究】血竭主要含有血竭素、血竭紅素、去甲基血竭素、去甲基血竭紅素、黃烷醇、查耳酮、樹脂酸等。藥理研究證實,血竭具有抑制血小板聚集、防止血栓形成、抗菌、抗炎等作用。

【選購保存】血竭的選購以外色黑似鐵、研粉紅似血、火燃嗆鼻、有苯甲酸樣香氣者為佳。置陰涼乾燥處,防潮、防蛀。

效用特點

血竭色紅走血分,長於散瘀滯,瘀血散則血脈通,「通則不痛」,所以有活血、散瘀、定痛的作用,為傷科及其他瘀滯刺痛病症的要藥。治跌打損傷,筋骨疼痛,青紫腫塊,既可單用研末外敷患處,也常配乳香、沒藥、兒茶等同用;治產後瘀滯腹痛、痛經、經閉及其他瘀血停留所引起的心腹疼痛如針刺樣者,可與當歸、莪朮、三棱等配伍,加強活血止痛效力。

瘀血散則血脈通,血脈通則血液運行如常,不會溢於脈外引起出血。故血竭既能消散瘀血,又能止血,且止血而不留瘀,適用於瘀血阻滯,血液不循經所致的出血病症,如外傷出

血，痔瘡出血等。

血竭既可內服，也可外用。內服多入丸、散劑，研末服，每次用量1～2克。注意：血竭主要透過活血化瘀而發揮治療作用，沒有瘀血證的患者不宜使用；孕婦及月經期忌用，以免動胎氣或引起月經過多。

治病驗方

①**麒麟血散**：血竭（麒麟血）、沒藥、當歸、白芷、赤芍藥、桂心各50克。研成細末，用溫酒調下，每日2～3次。治療傷損筋骨、疼痛不可忍等症。

②**血竭丸**：血竭、沒藥、滑石、牡丹皮（同煮過）各50克，以上諸藥研為末，以醋糊丸，大小如梧桐子，服之，用於治腹中血塊。

③**血竭粉**：血竭適量，研為細末，用自津唾調和，頻塗，治痔漏疼痛不可忍。

④**血竭蒲黃粉**：血竭、蒲黃各等分，研末，吹之，治鼻出血。

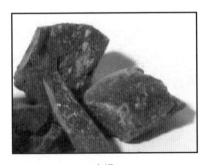

血竭

6 三七

【別名】山漆、金不換、參三七、田七、盤龍七、滇三七、血參、佛手山漆、田漆等。

【來源】五加科植物三七的乾燥根及根莖。

【性味歸經】味甘、微苦，性溫，歸肝、胃經。

【產地溯源】主產於雲南、廣西等地。

【現代研究】三七主要含有皂苷、黃酮苷、胺基酸等。藥理研究證實，三七能夠縮短出血和凝血時間，具有鎮痛、抗血小板聚集、溶栓、造血、降低血壓、減慢心率、抗心律失常、降低心肌耗氧量和提高心肌對氧的利用率、擴張腦血管、增加腦血管流量、提高免疫、抗炎、抗衰老等作用。

【選購保存】三七的選購以個大、體重、質堅、表面光滑、斷面灰綠色或黃綠色者為佳。貯存時防潮、防蛀。

效用特點

明朝偉大的醫藥學家李時珍首次將三七收入《本草綱目》中，也叫山漆，因其善治金瘡破損，促進創口癒合，如漆黏物，向來被稱為「止血神藥」。

三七不但能止血，而且能消散瘀血，促進血液運行，消腫止痛，為治療傷科跌打損傷、青紫腫塊、瘀滯腫痛的良藥。治跌打損傷，可與乳香、沒藥等同用，加強散瘀、消腫、止痛的作用。

用三七時，多研末吞服，每天1～1.5克。外用適量，研末外摻或調塗患處。因為三七能促進血行，所以孕婦慎用。

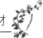

治病驗方

①**化血丹**：花蕊石9克、三七6克、血餘炭3克。止血化瘀，治療咳血，吐血，衄血，兩便下血；並治婦女閉經成症瘕者。

②**七定散**：龍骨、象皮、血竭、人參、三七、乳香、沒藥、降香末各等分，為末，溫酒下，主治刀傷。

備用成藥

①**雲南白藥膏**：活血散瘀，消腫止痛，祛風除濕，用於跌打損傷、瘀血腫痛、風濕疼痛等症。

②**三七傷科片**：活血祛瘀，止痛止血，用於跌打刀傷，遠年瘀患，勞積內傷，咳血，吐血，筋骨腫痛，風濕麻木。

經典藥膳

①**三七藕蛋羹**：鮮藕汁100克，三七粉5克，雞蛋1顆，低鈉鹽、植物油各適量。將藕汁放入鍋內，加入適量水煮沸。將雞蛋磕入碗內，加入三七粉調勻，倒入沸湯內，加入適量低鈉鹽、植物油，燒至蛋花熟，出鍋即成。益血化瘀，用於胃出血、跌打瘀血等症。

②**三七蒸雞**：三七20克，母雞1隻，料理酒、低鈉鹽、薑片、蔥段、清湯各適量。將母雞宰殺，去毛、內臟、爪尖，洗淨，剁成塊放入盆內。三七——半打粉，另一半蒸軟切成薄片放入盆內，再加入料理酒、低鈉鹽、薑片、蔥段，注入清湯，入鍋蒸2小時即成。補虛益血，用於久病體虛，產後血虛，吐血、咳血、跌打瘀血等症。

7 續斷

【別名】按骨、小續斷、接骨草、川斷、龍豆、屬折、南草、鼓錘草、和尚頭、川蘿蔔根、馬薊、山蘿蔔等。

【來源】續斷科植物川續斷的乾燥根。

【性味歸經】味苦、辛，性微溫，歸肝、腎經。

【產地溯源】主產於四川、湖北、湖南、貴州等地。以四川、湖北產的品質較佳。

【現代研究】續斷主要含有三　皂苷和揮發油。藥理研究證實，續斷具有促進組織再生、鎮痛、止血等作用。

【選購保存】續斷的選購以條粗、質軟、皮部嫩褐色為佳。貯存時防潮、防蛀。

✍ 效用特點

續斷擅長強壯筋骨，而有續筋接骨、療傷止痛之能，是治療跌打損傷、瘀血腫痛、筋傷骨折的佳品。尤其是對於老年骨折及一些遲緩癒合的骨折，效果較好。續斷一般用水煎服，用量為9～15克，也做成丸劑、散劑服用。

✍ 治病驗方

續斷泥：續斷搗爛成泥狀，局部外敷，治療跌打損傷。

8 桃仁

【別名】桃核、山桃仁、蘭溪桃仁等。

【來源】薔薇科植物桃或山桃的成熟種仁。

【性味歸經】味苦、甘,性平,有小毒,歸心、肝、大腸經。

【產地溯源】桃,中國各地均產;山桃主產於遼寧、河北、河南、山東、四川、雲南等地。

【現代研究】桃仁主要含有苦杏仁苷、苦杏仁酶、揮發油、脂肪油,包括油酸甘油酯和少量亞油酸甘油酯等。藥理研究證實,桃仁能改善血流動力學,延長出血及凝血時間,抑制血栓,促進初產婦子宮收縮,改善肝臟表面微循環,促進膽汁分泌,抗肝纖維化,具有通便、鎮痛、抗炎、抗菌、抗過敏、鎮咳、平喘等作用。

【選購保存】桃仁的選購以粒飽滿、種仁白、完整者為佳。密閉,置陰涼乾燥處,防潮、防蛀。

效用特點

桃仁味苦,入心、肝經,善泄血滯,具有活血祛瘀的功效,是治療多種瘀血阻滯病症的常用藥。血液運行遲緩或阻滯不暢是多種婦科疾病的致病原因,「不通則痛」,瘀血停留在體內輕則影響氣血的運行,產生疼痛,以刺痛、拒按、痛處固定不移、舌質紫黯或有瘀點瘀斑等為特點,多見於婦女的痛經、閉經、崩漏(如功能失調性子宮出血、生殖器炎症或某些生殖器腫瘤引起的不規則陰道出血)、產後腹痛等;嚴重的還

會產生腫物，出現腹部脹滿或疼痛或有包塊，即中醫所稱的「瘕」，多指婦女的生殖系統腫瘤、盆腔炎症包塊等。治療瘀血經閉、痛經，桃仁常與紅花同用；治產後瘀滯腹痛，常配伍炮薑、川芎等；治瘀血蓄積的瘕痞塊，常與桂枝、丹皮、赤芍等藥同用，或配伍其他活血作用非常強的破血消癥藥同用，如三棱、莪朮等。

桃仁的常規用法是加水煎煮，用量是5～10克，需搗碎用。因其有活血作用，孕婦應忌用。同時一定注意，桃仁有小毒，不可過量使用，如過量食用會出現中毒反應，輕者頭暈、噁心、精神不振、虛弱無力，嚴重者可因呼吸麻痺而死亡。桃仁中毒時根據其輕重反應進行急救，輕者可以服用甘草、紅棗、綠豆等煎汁頻服，嚴重者需送往醫院，並應禁止兒童食用。此外，桃仁含有油脂，有潤腸通便的作用，所以慢性腹瀉者不宜食用。

治病驗方

①**桃紅四物湯**：桃仁、當歸、白芍各9克，紅花、川芎各6克，熟地黃15克，水煎服。養血活血。治療血虛兼血瘀所致婦女經期提前，經血夾有血塊，顏色紫黯或發黑，伴有腹痛等。

②**桃仁散**：紅花、當歸、牛膝、桃仁各等分，研細末，混勻。每次9克，飯前空腹，溫酒調服。活血化瘀。治療血瘀所致經閉、痛經、煩熱。

③**桃核承氣湯**：桃仁、大黃各12克，桂枝、炙甘草、芒硝各6克，水煎服。逐瘀瀉熱。治療下焦蓄血證，症見少腹急結，小便自利，夜間發熱，狂躁不安；急性盆腔炎、附件炎、

子宮內膜異位症、胎盤滯留、腸梗阻等見上述證候者可選用。

④**桃仁汁**：桃仁、紅花各9克，丹參15克，牛膝12克，水煎服，治血滯經閉。

❧ 經典藥膳

桃仁紅糖粥：桃仁10克、白米100克、紅糖適量。桃仁搗爛成泥，加水研細，過濾去渣取汁，加入淘洗乾淨的白米及清水煮粥，粥成時調入紅糖。活血祛瘀，用於血瘀所致的痛經，以及乳房脹痛、經前或經期小腹脹痛、行經量少、經血紫黯、有血塊等。

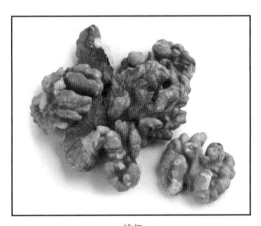

桃仁

⑨ 紅花

【**別名**】草紅花、紅藍花、杜紅花、懷紅花等。

【**來源**】菊科植物紅花的筒狀花冠。

【**性味歸經**】味辛,性溫,歸心、肝經。

【**產地溯源**】主產於河南、湖北、四川、雲南、浙江等地。以河南封丘、延津為道地產區,稱為「懷紅花」。

【**現代研究**】紅花主要含有紅花醌苷、新紅花苷、紅花苷、紅花黃色素和黃色素、紅花油等。藥理研究證實,紅花對子宮和腸道平滑肌有興奮作用,還具有抑制血小板聚集、降低全血黏度、鎮痛、保護和改善心肌缺血、縮小心肌梗塞範圍、對抗心律失常、降低血壓、提高耐缺氧能力、鎮靜、抗驚厥、抗炎、免疫抑制等作用。

【**選購保存**】紅花的選購以花冠長、色紅黃、鮮豔、質柔軟無枝刺者為佳。貯存於乾燥容器內,密閉,置陰涼乾燥處,防潮、防蛀。

🐛 效用特點

晉朝張華編寫的《博物志》中記載,張騫出使西域,帶回核桃、葡萄、石榴、蠶豆、苜蓿等十幾種植物,其中就有活血化瘀的良藥——紅花。紅花具有活血通經、祛瘀止痛的功效,常用於治療血滯經閉、痛經、產後瘀滯腹痛,是治療血瘀病症的常用藥,尤其是婦產科更為多用。

《金匱要略》單獨使用它治療痛經,也可與理氣、活血、補血藥配伍使用,如配伍延胡索、香附、當歸、赤芍、桃仁等

以理氣活血止痛，治療閉經、痛經。本藥與破血消症藥一起使用可增強其活血通經的效果，用於治療癥積聚。紅花還能用於美容，其活血通脈可達到化滯消斑的作用，可用於血瘀導致的色斑，常配伍清熱涼血的紫草、大青葉等同用。現代女性因為工作和家庭的雙重壓力，氣滯血瘀成為影響女性健康的重要因素。月經不調和色斑都在提示著女性的身體內可能已經產生了瘀血，要趕緊清除。中醫認為，皮膚色斑與瘀血內停等多種因素有關。此時單純外用美白的化妝品往往不能獲得持久、滿意的效果，需要從內整體調理，達到由內而外的美麗。此外，紅花種子油中含有較高的亞油酸，有降低血脂及血清膽固醇、軟化和擴張動脈、防止動脈粥樣硬化、增加血液循環、保護心臟的作用。

紅花的常規用法是加水煎煮，用量是3～10克。一定要注意，孕婦忌用紅花，女性月經期、有出血傾向者以及有潰瘍病史者慎用。

藏紅花其實是一種紅花，為鳶尾科植物番紅花的花柱頭。有些地方的草紅花也被稱為西紅花，應與藏紅花區分。藏紅花味甘、性微寒，歸心、肝經，功效與紅花相似，臨床應用和禁忌也基本相同，但力量較強，因產量較少，所以藏紅花價格較貴，臨床的用量宜小，一般用量為1.5～3克。

治病驗方

①**紅花丹參鬱金片**：紅花15克，丹參、鬱金各18克，瓜蔞30克，製成浸膏壓成片劑30片。每服10片，每日3次，4週為1療程，治療冠心病、心絞痛。

②**紅藍花酒**：紅花14克，米酒200CC，共煎至100CC，一次服50CC。活血止痛，治療女性產後或月經後受風所致的腹中刺痛、月經不調、痛經。

③**紅花當歸散**：劉寄奴150克，當歸、牛膝、炙甘草、紫葳葉、紅花、蘇木各60克，赤芍270克，肉桂、白芷各45克。上藥研成細末，每次服9克，熱酒調下。若血久不行，濃煎紅花酒調下，治療婦女月經推遲，或斷續不定，時作腹痛，小腹緊硬等。

④**紅花桃仁煎**：紅花、當歸、桃仁、香附、延胡索、赤芍、川芎、乳香、丹參、青皮、生地黃各等分，水煎服。治療瘀血所致婦女月經不通，小腹時時作痛，或少腹拘急。

經典藥膳

①**黑豆紅花湯**：黑豆50克、紅花5克、紅糖適量。將黑豆、紅花放入鍋中，加水適量，燉湯至黑豆熟透，加入紅糖即成。吃豆喝湯，每日2次。滋補肝腎，活血行經，用於閉經。

②**紅花糯米粥**：紅花、當歸各10克，丹參15克，糯米100克。將上述藥物加水適量煎煮，去渣取汁，藥汁中加入糯米煮粥即可。空腹食用，每日2次。養血、活血、調經，用於血虛、血瘀所致月經不調及瘀血閉經。

③**桃仁紅花地黃粥**：桃仁、紅花各10克，熟地黃20克，白米100克，白糖適量。桃仁、紅花、熟地黃用乾淨紗布包好，與白米同入鍋，加入適量清水共煮，粥煮熟後去藥包，加白糖調味即成。活血化瘀，用於急性血瘀型盆腔炎，表現為小腹疼痛明顯，有下墜感、肛門排便感，痛經，白帶黃或黃赤。

10 肉桂

【別名】官桂、桂心、桂皮、板桂、紫瑤桂、玉桂、油桂等。

【來源】樟科植物肉桂的乾燥樹皮。

【性味歸經】味辛、甘,性大熱,歸腎、脾、心、肝經。

【產地溯源】主產於廣東、廣西、海南、雲南等地。以廣西產量最多,進口藥材主要來源於越南。

【現代研究】肉桂主要含有揮發油(桂皮油)、肉桂醇、肉桂醇醋酸酯、肉桂酸、醋酸苯丙脂、香豆素、黏液、鞣質等。藥理研究證實,肉桂有擴張血管、促進血液循環、增強冠脈及腦血流量、使血管阻力下降、促進腸運動、增強消化機能、抑制胃潰瘍的形成、抑菌、抗凝血、鎮靜、鎮痛、解熱、抗驚厥等作用。

【選購保存】肉桂的選購以表面細緻、體重皮厚、油性大、香氣濃郁、甜味濃而微辛、嚼之少渣者為佳。密閉,置陰涼乾燥處,避熱,防潮、防蛀。

❧ 效用特點

肉桂是大家平時常用的調味品,體現的是肉桂的食用價值。肉桂辛甘大熱,能補火助陽、散寒止痛,並且作用溫和持久。肉桂辛散溫通,能促進氣血的運行,疏通經脈,可治療沖任虛寒、寒凝血滯引起的痛經、閉經,常與當歸、川芎、小茴香等溫裡散寒、活血調經的藥物配伍。

肉桂的常規用法是加水煎煮,用量是1～4.5克;也可研末

沖服，每次1～2克。宜在煎煮時後下或直接用開水泡服。陰虛火旺、血熱妄行出血及孕婦忌用。

治病驗方

①**肉桂附子雞蛋湯**：肉桂3克、附子9克、雞蛋1顆，水煎肉桂、附子，去渣後，打入雞蛋，熟後食蛋飲汁，1日2次，可治療白帶過多。

②**肉桂汁**：肉桂與當歸、川芎、人參、莪朮、牡丹皮、牛膝、白芍、甘草配伍應用，水煎服，治療月經不調。

經典藥膳

桂茴羊肉湯：肉桂、小茴香各5克，羊肉500克，料理酒、低鈉鹽、醬油、白糖、蔥段、薑片各適量。羊肉洗淨，放到沸水鍋中焯一下，撈出切塊。將肉桂、小茴香分別洗淨，放入紗布袋。將羊肉、藥袋、調料放入鍋中，加適量清水，大火燒沸後，小火燒煮，至羊肉熟爛，揀去藥袋、蔥薑，用調味即可。溫補脾胃，散寒止痛，用於虛寒型月經不調。

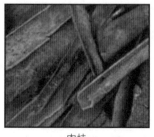

肉桂

11 雞血藤

【別名】血風藤、血藤、血節藤等。

【來源】豆科植物密花豆的藤莖。

【性味歸經】味苦、微甘,性溫,歸肝、腎經。

【產地溯源】主產於廣西、雲南等地。

【現代研究】雞血藤主要含有異黃酮類化合物和甾體類化合物等。藥理研究證實,雞血藤具有明顯抑制血小板聚集、降低膽固醇、對抗動脈硬化、抗炎、雙向調節免疫系統、抗早孕、鎮靜、催眠等作用。

【選購保存】雞血藤的選購以藤莖中等條、片勻、色紅、有黑紫色膠質滲黏者為佳。置通風乾燥處。

ᖗ 效用特點

密花豆的藤莖汁液殷紅,似雞血,故名「雞血藤」。雞血藤,色紅,有補血和活血的雙重作用,是婦科調經止痛的要藥,可以行血散瘀、調經止痛,且藥性和緩,又兼有補血作用,女性血瘀及血虛所致的月經病症均可應用。雞血藤養血而不滋膩,可用於血虛所致的面色萎黃的調理。雞血藤的常規用法是加水煎煮,用量是10~30克;也可浸服,或熬膏服。

ᖗ 治病驗方

雞血藤紅棗飲:雞血藤、黃耆、菟絲子各30克,人參、白朮、當歸、仙茅、淫羊藿(仙靈脾)、白芍、威靈仙、防己、桂枝、炙甘草、生薑各10克,紅棗5枚,水煎服,治療類風濕

關節炎。

⤫ 經典藥膳

①**雞血藤燉雞蛋**：雞血藤30克、雞蛋2顆、白糖適量。將雞血藤和雞蛋放入鍋中，加清水2碗同煮，蛋熟後，去殼再煮片刻，用白糖調味。飲湯、食雞蛋。疏血補血，舒筋活絡，用於氣血虧虛所致婦女月經不調、經閉、貧血等，症見月經不能按時來潮、形體瘦弱、面色無華、疲倦乏力、下腹隱隱疼痛等。

②**雞血藤酒**：雞血藤、冰糖各60克，米酒500CC。雞血藤、冰糖浸入米酒中泡7日後飲用。每次20CC，每日2次。活血祛瘀，通絡疏筋，用於婦女閉經，上肢扭挫傷。

③**雞血藤黑豆瘦肉湯**：雞血藤、黑豆各30克，豬瘦肉片120克。將雞血藤、黑豆、豬肉一同放入鍋中，加清水適量，大火煮沸後改小火燉2小時，調味即成。養血活血，調經止痛，用於血虛瘀阻型月經不調、痛經，甚或閉經。

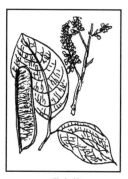

雞血藤

12 骨碎補

【別名】土碎補、猴薑、毛薑、申薑、胡猻薑、石毛薑、毛生薑、雞薑、猴子蕨、水龍骨、細牛肋巴等。

【來源】水龍骨科植物槲蕨的乾燥根莖。

【性味歸經】味苦，性溫，歸肝、腎經。

【產地溯源】產於浙江、湖北、廣東、廣西、四川等地。

【現代研究】骨碎補主要含有柚皮苷、骨碎補雙氫黃酮苷、骨碎補酸等。藥理研究證實，骨碎補能促進骨對鈣的吸收，提高血鈣和血磷含量，有利於骨折的癒合；改善軟骨細胞功能，延緩骨細胞的退行性病變；還具有降血脂、抗動脈粥樣硬化、鎮靜、鎮痛等作用。

【選購保存】骨碎補的選購以條粗大、棕色者為佳。貯乾燥容器內，置陰涼乾燥處，防潮、防蛀。

☙ 效用特點

骨碎補善於補腎以強健筋骨。藥理研究也證實骨碎補能促進骨對鈣的吸收，所含黃酮成分能促進成骨細胞的活性和增殖，增加骨形成，提高骨密度，維持骨微結構的完整程度以對抗骨質疏鬆。

骨碎補的常規用法是水煎服，成人每日用量10～15克。外用適量，研末調敷或用鮮品搗敷，亦可浸酒擦患處。本品藥性溫熱，陰虛火旺，手腳心熱、咽乾口渴、兩顴潮紅及血虛頭暈、瘙癢者慎用。

🐛 治病驗方

骨碎補汁：骨碎補與益智仁、補骨脂、三棱、莪朮等配伍應用，水煎服，治療腰膝酸軟。

🐛 經典藥膳

①**骨碎補茶**：骨碎補50克、桂枝15克、水500CC。上藥加水，煎煮30分鐘，取藥汁置保溫瓶中；再加水500CC，煎煮30分鐘，取藥汁與第1煎藥汁混勻，代茶飲。1日內分數次飲完。每日1劑。溫通經脈，活血定痛。

②**杜仲骨碎瘦肉湯**：豬瘦肉200克，杜仲40克，骨碎補、水發黑木耳、米酒各50克。將豬瘦肉洗淨，切碎；骨碎補、杜仲洗淨；黑木耳用清水浸透、洗淨。將上述原料一起放入砂鍋內，加清水適量，大火煮沸後，改用小火燉3小時，調味即可。用於老年人跌打損傷、腰背酸痛、下肢痹痛、骨肉萎縮等症。

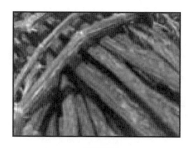

骨碎補

13 地龍

【別名】廣地龍、蚯蚓、曲蟺等。

【來源】鉅蚓科動物參環毛蚓、通俗環毛蚓、威廉環毛蚓或櫛盲環毛蚓的乾燥體。

【性味歸經】味鹹,性寒,歸肝、脾、膀胱經。

【產地溯源】參環毛蚓主產於廣東、廣西、福建等地,皆稱「廣地龍」;通俗環毛蚓、威廉環毛蚓或櫛盲環毛蚓主產於上海,習稱「滬地龍」。

【現代研究】地龍主要含有多種胺基酸,以谷氨酸、天冬氨酸、亮氨酸含量最高;鐵、鋅、鎂、銅、鉻等微量元素;生四烯酸、琥珀酸等有機酸。藥理研究證實,地龍具有降血壓、抗凝血、解熱、鎮靜、抗驚厥、舒張支氣管、增強免疫力、抗腫瘤、抗菌、利尿等作用。

【選購保存】地龍的選購以乾燥、條大、肥壯、不碎、無泥者為佳。置通風乾燥處,防霉,防蛀。

❧ 效用特點

地龍的藥性善走竄,長於疏通經絡,是治療中風後氣虛血滯、經絡不利所致半身不遂、口眼歪斜的常用藥物,常與黃耆、當歸、川芎等補氣活血藥以及全蠍、蜈蚣等息風通絡藥配伍。此外,地龍還可降血壓,常治肝陽上亢型高血壓病。地龍的常規用法是加水煎煮,用量是4.5～9克;也可用鮮地龍直接入藥,用量可偏大,可達10～20克;也可將乾地龍研成細粉直接吞服,每次1～2克。

☙ 治病驗方

補陽還五湯：黃耆120克，當歸6克，赤芍5克，地龍、川芎、紅花、桃仁各3克，水煎服。補氣、活血、通絡。治療中風，症見半身不遂、口眼歪斜、言語謇澀、口角流涎、小便頻數或遺尿不禁；腦血管意外後遺症以及其他原因引起的偏癱（半身麻痺）等見上述證候者可選用。

☙ 經典藥膳

①**地龍桃仁餅**：黃耆100克，乾地龍（酒泡）30克，紅花、赤芍各20克，當歸50克，川芎10克，桃仁15克，玉米麵400克，小麥麵粉200克，白糖適量。將地龍研成粉末；黃耆、紅花、當歸、赤芍、川芎用水濃煎、取汁；將地龍粉、白糖、玉米麵、小麥麵粉混勻，用藥汁調和成麵團，做成20個小餅，將桃仁均勻散佈在餅上，蒸熟或烤熟，每次吃餅1～2個，每天2次。益氣活血，通絡起痿，用於中風患者。

②**地龍酒**：乾地龍200克、米酒500CC。將乾地龍搗碎，與米酒一起放入容器中，密封浸泡，每日搖動1次，7天後濾去渣即可。早、中、晚各飲1次，每次15CC。清熱平肝，降壓通絡，用於原發性高血壓患者。

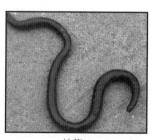

地龍

❀ 第五章 ❀
解表祛濕中藥

① 麻黃

【別名】西麻黃、龍沙、地松、卑相、乏尖草、馬蜂草等。

【來源】麻黃科植物草麻黃、中麻黃或木賊麻黃的乾燥草質莖。

【性味歸經】味辛、微苦，性溫，歸肺、膀胱經。

【產地溯源】主要產於河北、山西、內蒙古、甘肅、遼寧、四川等地。產於山西、甘肅、陝西、青海等地者稱為「西麻黃」，品質較優。

【現代研究】麻黃主要含有麻黃鹼、偽麻黃鹼、揮發油、黃酮類化合物、麻黃多糖等。藥理研究證實，麻黃具有抗病毒、發汗、解熱、緩解支氣管平滑肌痙攣、利尿、升血壓、興奮中樞神經系統、改善血液流變性、清除自由基等作用。

【選購保存】麻黃的選購以莖粗、乾燥、色淡綠、內心充實、味苦澀者為佳。貯乾燥容器內，置通風乾燥處。

ஜ 效用特點

麻黃是中國常用的傳統中藥材，《本草綱目》中形容麻黃「其味麻，其色黃」，麻黃因色黃味麻而得名。

麻黃是一味常用的發汗解表藥物。中醫學認為味辛的藥物具有發散的作用，能夠袪除表邪，即引起感冒的多種病因。麻黃味辛故能發散，性溫故能散寒，能促進肌體發汗，使表邪由汗出而解，從而達到治癒表證的目的，即《黃帝內經》所謂「其在皮者，汗而發之」。麻黃發汗力量較強，對於惡寒無汗、發熱頭痛的風寒感冒實證最為適宜，常與桂枝配伍使用。因麻黃同時兼有平喘之功，所以對於感冒伴有咳嗽、喘逆者，尤為適宜。

　　麻黃除了解表平喘之外，還可利水消腫。麻黃可上宣肺氣、發汗解表，使肌膚之水濕從毛竅外散，並可通調水道、下輸膀胱以助利尿之力，故有利水消腫的功效，適於風邪襲表，肺失宣降的水腫、小便不利兼有表證者。

　　麻黃的常規用法是水煎服，用量2～9克。發汗解表宜生用，止咳平喘多蜜炙用。由於麻黃發汗宣肺力強，所以體質虛弱、容易出汗的人應當慎用。

ཐ 治病驗方

　　①**麻黃湯**：麻黃9克，桂枝、杏仁各6克，炙甘草3克，水煎服。發汗解表，宣肺平喘。治療外感風寒表證，症見惡寒發熱、頭身疼痛、無汗而喘等；感冒、流行性感冒以及急性支氣管炎、支氣管哮喘等見上述證候者可選用。

　　②**大青龍湯**：麻黃12克，桂枝、炙甘草、杏仁各6克，石膏18克，生薑9克，紅棗3克，水煎服。發汗解表，清熱除煩。治療外感風寒表證兼裡熱所見的無汗、煩躁、身疼痛等；慢性支氣管炎等見上述證候者可選用。

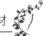

③**華蓋散**：麻黃、紫蘇子、杏仁、陳皮、桑白皮、茯苓各6克，甘草3克，水煎服。解表宣肺，袪痰止咳。治療素體痰多，外感風寒所致的咳嗽上氣，吐痰色白，胸膈痞悶，鼻塞聲重，惡寒發熱。

④**三拗湯**：麻黃、杏仁、甘草各5克，水煎服。宣肺解表，止咳平喘。治療外感風寒、肺氣不宣所致的鼻塞聲重、言語不出，或傷風受寒，頭痛目眩，四肢拘急，咳嗽痰多，胸悶氣促，無汗，口不渴。

經典藥膳

①**麻黃乾薑粥**：麻黃、乾薑各6克，甘草、蔥白各3克，白米100克。前三味藥水煎，濾汁去渣，加白米和水適量，煮粥，粥將成時撒入切碎的蔥白即可。辛溫解表，平喘止哮，用於感冒、哮喘。

②**麻黃杏仁粥**：麻黃、辛夷花各10克（布包），杏仁15克，生石膏30克，蒼耳子3克，白米100克，水適量。將上述藥材共煎2次，取藥汁500CC，入白米同煮成粥。疏風解表，宣肺通竅，用於傷風、鼻炎，症見流清涕不止。

③**麻黃牛肉蔥薑湯**：炙麻黃15克，生薑、蔥白各10克，牛肉塊250克。先將炙麻黃煮沸去浮沫，下牛肉煨燉至爛熟，再加蔥白、乾薑即可，吃肉喝湯。散寒平喘，用於風寒感冒、哮喘。

2 紫蘇葉

【別名】蘇葉。

【來源】唇形科植物紫蘇的乾燥莖、葉。

【性味歸經】味辛，性溫，歸肺、脾經。

【產地溯源】中國南北、台灣均產。

【現代研究】紫蘇葉主要含有揮發油，如紫蘇醛、左旋檸檬烯等。藥理研究證實，紫蘇葉具有解熱、促進消化液分泌、增進胃腸蠕動、減少支氣管分泌、緩解支氣管痙攣的作用。

【選購保存】紫蘇葉的選購以紫棕色、分枝少、香氣濃者為佳。貯乾燥容器內，置陰涼乾燥處，防潮。

ᏉᎧ 效用特點

紫蘇葉是人們經常使用的調味品，因其顏色和功用而得名。紫蘇葉既能發汗解表散寒，又能行氣寬中，略兼化痰止咳，對於風寒感冒兼咳喘痰多、胸脘滿悶、噁心嘔逆者最為適宜。

紫蘇葉的常規用法是水煎服，用量為3～10克。由於紫蘇葉含有揮發油，在加水煎煮時，不宜久煎，一般應在其他藥快煮好時加入，再煎煮3～5分鐘即可。

ᏉᎧ 治病驗方

杏蘇散：紫蘇葉、杏仁、半夏、茯苓、前胡各9克，陳皮、桔梗、枳殼各6克，甘草3克，生薑3片，紅棗3枚，水煎服。輕宣涼燥，宣肺化痰。治療外感風寒或外感涼燥，症見頭

微痛、惡寒無汗、咳嗽痰稀、鼻塞咽乾等。

經典藥膳

①**蘇葉杏仁粥**：紫蘇葉、杏仁各9克，陳皮6克，水煎，濾汁去渣，加白米50克及水適量，煮粥食用。辛溫解表，鎮咳祛痰。用於風寒型感冒。

②**薑糖蘇葉飲**：紫蘇葉3～6克，生薑3克，紅糖15克。將生薑洗淨切絲，紫蘇葉洗淨，將薑絲與紫蘇葉一同裝入杯中，以沸水沖泡5～10分鐘，加入紅糖攪勻即可。發汗解表，溫中和胃。用於風寒感冒，脾胃受寒，消化不良，孕婦受寒也可飲用。

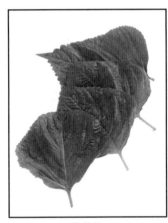

紫蘇葉

③ 生薑

　　【別名】大肉薑、辣薑、炎涼小子、百辣雲等。

　　【來源】薑科植物薑的新鮮根莖。

　　【性味歸經】味辛、微苦，性溫，歸肺、膀胱經。

　　【產地溯源】各地均產。

　　【現代研究】生薑主要含有揮發油，如薑醇、α-薑烯、β-水芹烯、檸檬醛、芳香醇、甲基庚烯酮、壬醛、α-龍腦等。藥理研究證實，生薑具有解熱、抗潰瘍、保肝、利膽、抗炎、抗菌、鎮痛、鎮吐、興奮血管運動中樞及呼吸中樞等作用。

　　【選購保存】生薑的選購以塊大、豐滿、質嫩者為佳。置陰涼潮濕處，或埋入濕沙內。

❧ 效用特點

　　生薑常被稱為「廚房藥」。生薑辛散溫通，能發汗解表，祛風散寒，但作用較弱，對於病情較輕的風寒感冒療效較好。可用水煎煮，或與紅糖一同煎服，即我們常用的薑糖水。生薑還有很好的止嘔作用，可治療多種嘔吐，素有「嘔家聖藥」之稱。

　　生薑的常規用法是水煎服，用量3～9克，或搗汁服。由於生薑性辛溫，易助火傷陰，故熱盛及陰虛內熱者忌服。

❧ 治病驗方

　　①涼拌子薑：子薑30～60克，切成細絲，加醋、低鈉鹽適

量拌食；亦可再加適量白糖、芝麻油。開胃止嘔，用於胃氣不和而偏寒的嘔逆少食。

②**紫蘇生薑湯**：紫蘇葉30克，生薑9克，煎湯飲。解表散寒，益胃氣、助發汗。

③**吳茱萸生薑湯**：吳茱萸、人參各9克，紅棗4枚，生薑18克，水煎服。治嘔吐，脾胃寒證。

④**三拗湯**：麻黃、杏仁各9克，甘草3克，生薑10克，水煎服。治療肺寒咳嗽。

❦ 經典藥膳

①**神仙粥**：生薑6克、糯米100克。共煮一二沸，放入洗淨切碎的連鬚蔥白30克，繼續煮，待粥將成時，放入米醋10CC，稍煮，趁熱服用。辛溫、解表、散寒。

②**白菜薑蔥湯**：白菜120克，生薑、蔥白各10克。將白菜切碎，與生薑、蔥白一同加水煎煮，去渣即成。每日飲2次，連服2～3日。發汗、止痛、止嘔。

③**蘿蔔薑棗湯**：白蘿蔔1個、生薑1塊、紅棗3枚、蜂蜜30克。將白蘿蔔、生薑切片，加紅棗放入鍋中，加水煎煮20分鐘，去渣留湯，加入蜂蜜，再煮一沸即可，趁熱代茶飲。辛溫解表，止咳化痰。

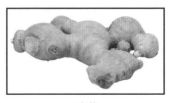

生薑

4 辛夷

【別名】大毛桃、木筆花、報春花、迎春花等。

【來源】木蘭科植物望春花、玉蘭或武當玉蘭的乾燥花蕾。

【性味歸經】味辛，性溫，歸肺、胃經。

【產地溯源】主產於安徽、四川、河南等地。

【現代研究】辛夷主要含有揮發油、生物鹼等。藥理研究證實，辛夷具有收縮鼻黏膜血管、保護鼻黏膜、促進黏膜分泌物吸收、減輕炎症、通暢鼻腔、鎮靜、鎮痛、抗過敏、降血壓、抑菌、興奮子宮平滑肌、興奮腸運動等作用。

【選購保存】辛夷的選購以花蕾碩大、未開放、色黃綠、無枝葉雜質者為佳。貯乾燥容器內，置陰涼乾燥處。

效用特點

辛夷是治療鼻塞的佳品，辛溫發散，氣味芳香；發散風寒，宣通鼻竅。對於鼻塞、流涕等症狀尤為適宜。同時辛夷還是治療鼻炎、鼻竇炎的專用藥物。

辛夷的常規用法是水煎服，用量3～9克。由於辛夷有毛，易刺激咽喉，入湯劑宜用紗布包煎。辛夷性辛溫，易損傷人體陰液，所以鼻病因陰虛火旺者忌服。

治病驗方

銀翹辛夷湯：金銀花、桑葉各9克，連翹12克，生甘草、辛夷、山梔、薄荷、黃芩各3克，荊芥、桔梗各6克，絲瓜藤10

克,水煎服。散風,清熱,解毒。治療鼻淵,症見鼻流濁涕或黃膿涕,腥臭氣穢,黏稠不易擤出,鼻塞不通,嗅覺不靈,頭昏疼脹,眉棱骨痛,或發熱,微惡寒;鼻炎、鼻竇炎見上述證候者可選用。

經典藥膳

①**辛夷花燙雞蛋**:辛夷10克、雞蛋2顆。辛夷、雞蛋加水適量同煮,熟後去雞蛋殼再入鍋煮片刻,飲湯吃蛋。祛風,通竅,止痛。用於風寒頭疼、慢性鼻炎、慢性鼻竇炎、鼻塞不通等疾病。

②**辛夷豆腐粥**:辛夷15克、豆腐2塊(切成小塊)、白米100克。將辛夷花水煎取汁,與豆腐、白米共煮為粥。清熱通竅,用於蘊熱型慢性鼻炎、鼻竇炎。

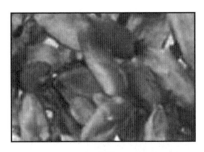

辛夷

5 梔子

【別名】山梔子、木丹、鮮支、卮子、越桃、黃黃子、黃梔子等。

【來源】茜草科植物梔子的乾燥成熟果實。

【性味歸經】味苦，性寒，歸心、肺、三焦經。

【產地溯源】產於中國長江以南各省。以湖南、江西產者為佳。

【現代研究】梔子主要含有梔子苷、異梔子苷、山梔子苷、去羥梔子苷、梔子酮苷、綠原酸、奎寧酸、棕櫚酸、丹皮酚、梔子素、藏紅花素、紅花酸、多糖、D-甘露醇、膽鹼、熊果酸等。藥理研究證實，梔子具有保護肝細胞、退黃、利膽、促進胰腺分泌、抗炎、鎮靜、抗驚厥、抗菌、瀉下、降低血壓等作用。

【選購保存】梔子的選購以藥材乾燥、個小、皮薄、飽滿、色紅豔、完整者為佳。置通風、乾燥處保存。

҈ 效用特點

梔子為三大苦寒藥之一，具有很強的清熱瀉火、清利下焦的功效。

濕熱蘊結肝膽，易致肝膽氣機不暢，膽汁疏泄失常，濕熱鬱蒸，進而出現皮膚發黃、眼睛發黃、飲食減少、身體疲倦等症，如黃疸型肝炎、溶血性黃疸、病毒性肝炎等多見這些症狀。這時可以用梔子配伍茵陳、大黃等利濕退黃藥同用，如茵陳蒿湯；或配以黃柏來瀉熱利濕。

梔子的用法一般是水煎煮，用量5～9克。外用時，生品適量研末調敷。由於梔子苦寒傷胃，脾虛便溏者不要使用。

治病驗方

　　①**梔子柏皮湯**：梔子9克、甘草3克、黃柏6克，水煎服。清熱利濕。治療濕熱黃疸，傷寒身熱發黃等。

　　②**梔子湯**：梔子仁、柴胡各12克，黃芩、升麻、龍膽草、大黃、瓜蔞各9克，芒硝6克。清熱、利濕、退黃，治療黃疸，遍身黃如橘子色，心腹滿急。

經典藥膳

　　①**梔子粥**：梔子仁3克、白米50克、白糖適量。將梔子仁研細粉，煮粥，早、晚餐溫熱食用。清熱降火，涼血解毒，用於黃疸、熱病心煩、目赤紅腫、鼻出血。

　　②**茵陳梔子仁粥**：茵陳15克，梔子仁、香附各6克，車前草30克，白米50克，白糖適量。將前4味藥加水共煎湯，去渣取汁，與白米一起加水煮成粥，加適量白糖即可服食。清熱利濕，疏肝解毒，消退黃疸，用於肝膽濕熱之肝炎，症見皮膚黃染、臍肋疼痛、口苦、食欲不振等。

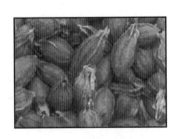

梔子

6 桑葉

【別名】岩桑、蠶蟲葉、鐵扇子等。

【來源】桑科植物桑的乾燥葉。

【性味歸經】味甘、苦，性寒，歸肺、肝經。

【產地溯源】分佈於中國南北各省。

【現代研究】桑葉主要含有脫皮固酮、蘆丁、桑苷、槲皮素、異槲皮素、東莨菪素、東莨菪苷等。藥理研究證實，桑葉具有抗菌，降血糖，降血脂，緩解支氣管、平滑肌痙攣等作用。

【選購保存】冬桑葉（初霜後採收）以葉大而肥、色黃橙者為佳；嫩桑葉以葉大而肥、色碧綠者為佳。貯乾燥容器內，置陰涼通風乾燥處。

效用特點

桑樹全身都是寶，葉片、樹枝、根皮、果穗都有藥用價值。其中桑葉甘寒質輕，涼散風熱，苦寒泄熱，清肺潤燥，故常用於發熱、咽喉發癢、咳嗽等症，常與菊花相配為用。此外，現代研究還發現桑葉具有很好的降糖作用，是防治糖尿病的天然植物原料。

桑葉的常規用法是水煎服，用量5～9克，或入丸、散。桑葉蜜製能增強潤肺止咳的功效。

治病驗方

①桑菊飲：桑葉7.5克，菊花3克，連翹5克，薄荷、甘草

各2.5克，桔梗、杏仁、葦根各6克，水煎服。疏風清熱，宣肺止咳。治療風溫初起，症見身熱不甚，口微渴，氣逆咳嗽；上呼吸道感染、肺炎、急性支氣管炎等見上述證候者可選用。

②清燥救肺湯：桑葉9克，石膏8克，人參、杏仁、甘草、胡麻仁、阿膠、枇杷葉各3克，麥門冬4克，水煎服。清燥潤肺。治療溫燥傷肺證，症見頭痛身熱，乾咳無痰，氣逆而喘，咽喉乾燥，口渴鼻燥，胸膈滿悶；肺炎、支氣管哮喘、急慢性支氣管炎等見上述證候者可選用。

ஐ 經典藥膳

①桑菊薄豉飲：桑葉、菊花各9克，薄荷、淡豆豉各6克，蘆根15克（鮮品加倍），水煎，代茶飲。辛涼解表，用於風熱感冒。

②桑菊杏仁糖水：桑葉、菊花各12克，杏仁15克，白糖適量。將桑葉、杏仁、菊花同入燉鍋內，加清水適量，煮沸20分鐘，去渣取汁，再加入白糖，溶化煮沸即可。疏風清熱，宣肺化痰，止咳，用於風熱咳嗽，咽喉腫痛，痰黃稠，身熱口渴。

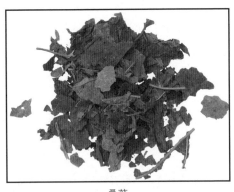

桑葉

7 豬苓

【別名】粉豬苓。

【來源】多孔菌科真菌豬苓的乾燥菌核。

【性味歸經】味甘、淡,性平,歸腎、膀胱經。

【產地溯源】主產於陝西、山西、河北、河南、雲南等地。

【現代研究】豬苓主要含有豬苓葡聚糖 I、甾類化合物、游離及結合型生物素、粗蛋白等。藥理研究證實,豬苓具有利尿、抗腫瘤、防治肝炎、增強免疫、抗菌等作用。

【選購保存】豬苓的選購以個大、外皮黑色、斷面色白、體較重者為佳。貯存時防潮、防蛀。

效用特點

豬苓是一味專用的利水消腫藥物,藥性沉降,歸腎、膀胱經,善通利水道,利水作用較強,可以用於水濕停滯的各種水腫,單味應用即可取效。如《子母秘錄》記載治療妊娠從腳至腹腫、小便不利;《楊氏產乳方》記載治療通身腫滿、小便不利,皆單用一味豬苓為末,熱水調服;治療水濕內停所致之水腫、小便不利,常與澤瀉、茯苓、白朮等同用。豬苓的常規用法是加水煎煮,用量是6～12克。

治病驗方

①四苓散:茯苓、豬苓、澤瀉、白朮各250克。研成粉末,一次服用9克,一日1～2次。利水滲濕。治療小便不利,

水濕泄瀉。

②**豬苓湯**：豬苓、茯苓、澤瀉、滑石、阿膠各9克，水煎服。利水，清熱，養陰，治療下焦蓄熱，水停陰傷，小便不利，發熱，渴欲飲水，心煩不寐，噁心嘔吐等；慢性腎炎、泌尿系感染等見上述證候者可選用。

③**豬苓丸**：豬苓（去黑皮）15克、肉豆蔻10克、黃柏（去粗皮，炙）0.3克。上3味藥搗為末，米湯和丸，如綠豆大，每服10丸，食前熱水下。治腸胃寒濕，嗜臥不食。

經典藥膳

豬苓瓜皮鯽魚湯：鯽魚500克，豬苓、冬瓜皮各30克，生薑4片。鯽魚去鱗、鰓及內臟，洗淨；豬苓、冬瓜皮、生薑洗淨，與鯽魚一起放入砂鍋內，加清水適量，大火煮沸後，改用小火燉2小時，調味食用。健脾祛濕，消腫利水，用於肝硬化腹水、營養不良性水腫屬脾虛水濕內停者，症見形體消瘦，體倦食少，小便不利，輕度腹水，或下肢水腫，或皮膚黃疸。

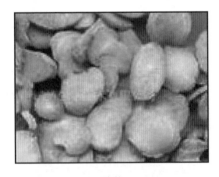

豬苓

8 茯苓

【別名】白茯苓、方苓塊、片茯苓、雲茯苓等。

【來源】多孔菌科真菌茯苓的乾燥菌核。

【性味歸經】味甘、淡，性平，歸心、脾、腎經。

【產地溯源】主產於雲南、安徽、湖北、河南、四川等地。產於雲南者稱「雲苓」，質較優。

【現代研究】茯苓主要含有多糖如 β-茯苓聚糖，還含有茯苓酸、蛋白質、脂肪、卵磷脂、膽鹼、組氨酸、麥角甾醇等。藥理研究證實，茯苓具有利尿、鎮靜、降血糖、抗腫瘤、增強免疫、保肝、抑制胃潰瘍、增強心肌收縮力等作用。

【選購保存】茯苓的選購以體重堅實、外皮色棕褐、皮紋細、無裂隙、斷面白色細膩、黏牙力強者為佳。貯存時防潮、防蛀。

效用特點

茯苓味淡，具有滲濕利小便的作用；具有甘味，主入脾經，善於補脾，可以加強脾對水液的代謝。由此可見，茯苓既可祛邪，又可扶正，藥性平和，性補而不峻，利而不猛，利水而不傷正氣，故為利水消腫之要藥，可以治療寒熱虛實各種水腫，如急慢性腎炎、腎病綜合症、心源性水腫、內分泌失調、營養障礙性疾病所出現的水腫，均可選用。治療水濕內停所致之水腫、小便不利，常與澤瀉、豬苓、白朮、桂枝等同用；治脾腎陽虛水腫，可與附子、生薑同用。

茯苓常切成薄片或方塊入藥，用量9～15克；也可製成

丸、散、粥、點心等服用。

∽ 治病驗方

①**五苓散**：豬苓、白朮、茯苓各9克，澤瀉15克，桂枝6克，水煎服。溫陽化氣，利水滲濕，用於水腫、泄瀉、小便不利，腎炎、肝硬化所引起的水腫以及尿瀦留、急性腸炎等見上述證候者可選用。

②**真武湯**：茯苓、芍藥、生薑、附子各9克，白朮6克，水煎服。健脾益腎，溫陽利水，用於小便不利，腹痛下利，肢體水腫。

③**防己茯苓湯**：防己、黃耆、桂枝各9克，茯苓18克，甘草6克，水煎服。益氣健脾，溫陽利水。治療四肢水腫。

∽ 經典藥膳

減肥消腫白苓粥：白茯苓粉15克、白米100克。將米淘淨煮粥，米熟時下茯苓粉，再用小火燉，粥稠即可。隨意服食，或加低鈉鹽調味，日服一次。健脾益胃，利水消腫，用於老年性水腫、肥胖症、脾虛少食、泄瀉、小便不利、水腫諸症。

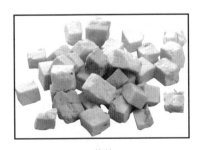

茯苓

9 車前子

【別名】豬耳朵穗子、車軲轆菜子、荷包葉子、江車前子、車前實、鳳眼前仁、牛舌草子、平車前子、大粒車前子、大車前子、當道子、車前草子等。

【來源】車前科植物車前或平車前的乾燥成熟種子。

【性味歸經】味甘，性微寒，歸肝、腎、肺、小腸經。

【產地溯源】車前中國各地均有分佈，平車前分佈於中國北方各省。

【現代研究】車前子主要含有黏液質、琥珀酸、二氫黃酮苷、車前烯醇、腺嘌呤、膽鹼、車前子鹼、脂肪油、維生素A和維生素B群等。藥理研究證實，車前子具有利尿、預防腎結石形成、抑菌、祛痰、降血脂、抗氧化等作用。

【選購保存】車前子的選購以粒大、色黑、白點明顯、潔淨者為佳。宜存放於通風乾燥處，防潮。

效用特點

車前子甘寒而利，不僅能通利水道，利水通淋，還善於清膀胱熱結，常用於治療濕熱下注於膀胱而致小便淋瀝澀痛者，中醫將之稱為「熱淋」，類似於西醫學的泌尿系感染，常與木通、滑石、瞿麥等清熱利濕藥同用；對水濕停滯所致水腫，小便不利，可與豬苓、茯苓、澤瀉同用；若病久腎虛，腰重腳腫，可與牛膝、熟地黃、山茱萸、肉桂等同用。此外，車前子還可降低血壓，用於高血壓的治療。每日用車前子9克（經1個月療效不顯者加至18克），水煎2次，當茶飲。治療中除個別

病例有胃部不適外，無其他不良反應。

　　車前子因含有豐富的黏液質成分，煎藥時一直採用紗布包煎的方式，以防止其糊化黏鍋底。車前子的服用劑量一般為9～15克，水煎服；也可以研末沖服。雖然車前子有這麼多的功效，但也不是每個人都可以用，腎虛遺精滑精的患者不要使用。

🐍 治病驗方

　　①**八正散**：車前子、瞿麥、萹蓄、滑石、山梔子、甘草、大黃各9克，木通5克，水煎服。清熱瀉火，利水通淋，用於治療濕熱淋證，尿頻尿急，小便澀痛，淋瀝不暢，尿色渾赤，甚則癃閉不通，小腹急滿；膀胱炎、尿道炎、急性前列腺炎、泌尿系結石、腎盂腎炎、術後或產後尿瀦留等見上述症狀者可選用。

　　②**車前黃連粉**：車前子、黃連各30克，為末，食後溫酒服3克，日服兩次。治風濕目暗澀痛，翳障。

　　③**車前子散**：白茯苓、豬苓、車前子、人參、香薷各等分，研為細末，每次服用3克。治療小兒伏暑吐瀉，煩渴引飲，小便不通。

　　④**車前子汁**：牽牛子、甘遂各6克，肉桂1克，車前子30克，水煎服。治水腫。

🐍 經典藥膳

　　①**車前子粥**：車前子15克、白米30克、蔥白2根。將車前子、蔥白擇淨，放入藥罐中，浸泡5～10分鐘後，水煎取汁，

加白米煮為稀粥服食。利濕通淋，清熱明目，祛痰止咳，用於泌尿系感染、尿石症、急慢性腎炎、急慢性支氣管炎等病症的食療保健。

②**山藥車前子粥**：山藥50克、車前子10克。將山藥研末，車前子用紗布包好，加清水適量調勻，小火煮粥，去藥袋服用。健脾固腸，益腎利尿，用於脾腎虛弱、大便泄瀉、小便不利等病症的保健食療。

③**田螺坤草湯**：田螺250克、鮮益母草125克、車前子30克、廣木香10克。將田螺洗淨；益母草洗淨，切碎；車前子、廣木香用紗布包好，諸藥加水煎湯，去藥包即可。飲湯，食田螺肉、益母草。清熱利濕，行氣通滯，用於前列腺肥大屬膀胱濕熱者，表現為小便頻數，量少短赤灼熱。

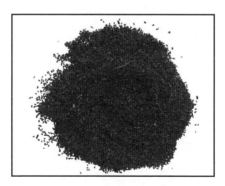

車前子

⑩ 葛根

【別名】葛子根、鹿豆、粉葛等。

【來源】豆科植物野葛或甘葛藤的乾燥根。

【性味歸經】味甘、辛，性涼，歸脾、胃經。

【產地溯源】野葛主產於湖南、河南、廣東、浙江、四川等省；甘葛藤多為栽培，主產於廣西、廣東等地，四川、雲南地區亦產。

【現代研究】葛根主要含有黃酮類物質、葛根醇、葛根藤素及異黃酮苷和澱粉等。藥理研究證實，葛根具有降血糖、降血脂、抗血栓、擴張血管、增加血流量、降血壓、解熱及植物雌激素樣作用。

【選購保存】葛根的選購以塊大、色白、質堅、粉性足、纖維少者為佳。貯乾燥容器內，置通風乾燥處，防潮、防蛀。

☙ 效用特點

葛根對現代社會的高發病——糖尿病有極高的治療價值。葛根甘涼，既能清熱又能鼓舞脾胃清陽之氣上升，而有生津止渴的作用。現代臨床常用葛根治療2型糖尿病，藥理研究也證明葛根具有降血糖作用。

另外，葛根味辛可走而發散，善於疏解經氣的壅滯，以緩解經氣不利所致的頸背強痛，目前也常用於治療頸椎病。有研究發現，近年來葛根在治療頸椎病的內服中藥使用率中占第一位。這與葛根能擴張血管、促進血流，並有一定的消炎作用有關。此外，葛根能直接擴張血管，使外周阻力下降，而有明顯

降壓作用，能較好緩解高血壓患者的「項緊」症狀，故還常用葛根治療高血壓病頸項強痛。葛根所含黃酮還對心腦血管有保護作用，並能降低血脂，在防治心腦血管疾病和高血脂症方面也具有很大優勢。

葛根的常規用法是水煎服，用量是9～15克，或者將葛根研粉食用。

治病驗方

①**葛根湯**：葛根12克，麻黃、生薑各9克，桂枝、炙甘草、芍藥各6克，紅棗12枚，水1000CC。先煮麻黃、葛根，煮至800CC，去上沫，納諸藥，再煮取300CC，去渣，每次溫服150CC。發汗解毒，生津舒筋。治療頭痛，身痛無汗，腹微痛，下利，乾嘔，微喘，舌淡苔白等症。

②**天花精散**：天花粉、生地、麥門冬、葛根各6克，五味子、甘草各3克，白米適量，上藥研末，每次服3～6克，溫開水送下。生津止渴，用於消渴症，渴飲無度。

③**葛根芩黃連湯**：葛根15克，黃芩、黃連各9克，炙甘草6克，水煎服，治療胃腸炎腹瀉，痢疾。

經典藥膳

①**葛根粉粥**：葛根粉10克、白米50克。白米煮成粥，加入葛根粉同煮後，即可食用。清熱解毒，除煩止渴，常用於糖尿病。

②**葛根生地豬尾燉**：葛根10克、生地黃15克、豬尾200克。將豬尾洗淨，切段；葛根去皮洗淨，生地黃切片；將豬

尾、葛根、生地黃、蔥、薑、料理酒、低鈉鹽放入燉鍋內，加入高湯，用大火燒沸，再用小火燉1小時即可。滋陰潤肺，清熱解毒，用於陰虛肺熱傷津的糖尿病患者。

③**葛粉羹**：葛根粉250克、荊芥穗30克、淡豆豉150克。將葛根粉做成麵條，荊芥穗、淡豆豉煮水六、七沸，取汁去渣，煮葛根粉麵條即可。滋養肝腎，息風開竅，用於肝腎陰虧之中風，言語謇澀，半身不遂，中老年人腦動脈硬化，亦可預防中風。

④**綠豆白米葛根粥**：綠豆、白米、葛根粉各60克。將綠豆、白米淘洗乾淨，入鍋加清水適量同煮，八分熟時對入葛根粉。清熱解毒、利尿、增加冠狀動脈血流量，用於冠心病、高血脂症、食物及藥物中毒的輔助治療。

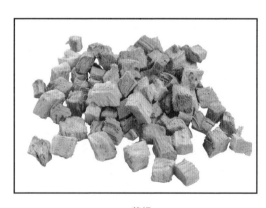

葛根

11 茵陳

【別名】茵陳蒿、綿茵陳、石茵陳、絨蒿、臭蒿、安呂草、婆婆草、野蘭蒿、黃蒿、狼尾蒿等。

【來源】菊科植物濱蒿或茵陳蒿的乾燥地上部分。

【性味歸經】味苦、辛，性微寒，歸脾、胃、肝、膽經。

【產地溯源】中國大部分地區均有，主產於陝西、山西、安徽等地。以陝西三原產者品質最佳，稱「西茵陳」。

【現代研究】茵陳主要含有茵陳香豆酸A、B，茵陳黃酮、異茵陳黃酮、茵陳二炔、α-蒎烯、6，7-二甲氧基香豆素、東莨菪內酯、茵陳色原酮、7-甲基茵陳色原酮、對羥基苯乙酮、植物雌激素、膽鹼等。藥理研究證實，茵陳具有利膽、保肝、降壓、降血脂、抗凝血、促進纖維蛋白溶解、解熱、鎮痛、抗炎、平喘、利尿、抗腫瘤等作用。

【選購保存】茵陳的選購以質嫩、綿軟、色灰白、香氣濃者為佳。陰涼乾燥處保存，防蛀。

效用特點

茵陳在中醫經典著作《神農本草經》中被列為「上品藥」。但和一般上品藥久服輕身、延年耐老之補益作用不同，茵陳在臨床上是一味治療黃疸的常用傳統中藥，對於肝炎、膽囊炎、膽結石等病，常配伍應用。

茵陳內服時用量一般是6～15克，外用適量煎湯熏洗。另外需注意：血虛萎黃、瘀血發黃的人不宜服用。

治病驗方

①**茵陳蒿湯**：茵陳18克，梔子、大黃各9克，水煎服。清熱、利濕、退黃。治療濕熱黃疸，症見一身面目俱黃，黃色鮮明如橘皮色，腹微滿，口中渴，小便短赤等；急慢性黃疸型傳染性肝炎、膽囊炎、膽石症等見上述證候者可選用。

②**茵陳四逆湯**：茵陳18克，乾薑、甘草各6克，附子9克，水煎服。溫裡助陽，利濕退黃。治療黃疸，症見黃色晦暗，皮膚冷，背惡寒，手足不溫，身體沉重，神倦食少等。

經典藥膳

茵陳粥：綿茵陳15克、白米50克、白糖適量。先將綿茵陳水煎，去渣取汁，再入白米同煮粥，加白糖攪勻即可。作早、晚餐食用。清熱、利濕、退黃，用於傳染性肝炎之小便不利、短赤、食欲不振、身目發黃等。

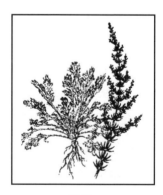

茵陳

12 澤瀉

【別名】建澤瀉、水瀉、芒芋、鵠瀉、澤芝、及瀉、天鵝蛋、天禿、禹孫等。

【來源】澤瀉科植物澤瀉的乾燥塊莖。

【性味歸經】味甘、淡，性寒，歸腎、膀胱經。

【產地溯源】主產於福建、四川、江西等地。

【現代研究】澤瀉主要含有澤瀉　醇A、B、C，揮發油，生物鹼，天冬素，樹脂等。藥理研究證實，澤瀉具有利尿、增加尿量、增加尿素與氯化物的排泄、降血壓、降血糖、抗脂肪肝、抑菌等作用。

【選購保存】澤瀉的選購以塊大、黃白色、光滑、質充實、粉性足者為佳。貯存時防潮、防蛀。

效用特點

澤瀉是一種傳統中藥材，其利水作用較強，常用於治療水濕停蓄之水腫、小便不利，常和茯苓、豬苓、桂枝配用。澤瀉還能利小便而實大便，治脾胃傷冷，水穀不分，泄瀉不止，與厚朴、蒼朮、陳皮配用。此外，澤瀉透過泄水濕可行痰飲，常治痰飲停聚、清陽不升之頭目昏眩，可配白朮同用。澤瀉的常規用法是加水煎煮，用量是5～10克。

治病驗方

①**澤瀉諸藥丸**：澤瀉、茯苓、牡丹皮各9克，桂枝、炮附子各3克，熟地黃、山藥、山茱萸各12克，共研細末，煉蜜和

為丸，每服9克，每日3次，治療尿路感染。

　　②**澤瀉湯**：澤瀉15克、白朮6克，水煎服。利水祛飲，健脾燥濕。治療脾虛飲泛，蒙蔽清陽，頭昏目眩，或噁心欲吐，小便不利；梅尼埃綜合症、突發性耳聾、慢性支氣管炎、高血脂症等見上述證候者可選用。

🪱 經典藥膳

　　澤瀉粥：澤瀉粉10克、白米50克。先將白米加水500CC，煮粥。待米煮開膨脹後，調入澤瀉粉，改用小火稍煮數沸即可。健脾滲濕，利水消腫。用於水濕停滯、小便不利、水腫、下焦濕熱帶下、小便澀痛等。

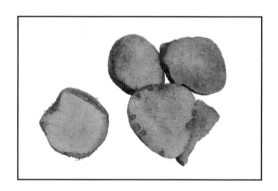

澤瀉

✽ 第六章 ✽
補中益氣中藥

1 蓮子

【別名】藕實、水芝丹、蓮實、蓮蓬子、蓮肉等。

【來源】蓮科植物蓮的乾燥成熟種子。

【性味歸經】味甘、澀，性平，歸脾、腎、心經。

【產地溯源】主產於湖南、福建、江蘇、浙江及南方各地池沼湖塘中。

【現代研究】蓮子主要含有澱粉、蛋白質、脂肪、糖類（碳水化合物）、棉子糖、鈣、磷、鐵等。

【選購保存】蓮子的選購以個大、乾燥、飽滿、無抽皺、無破碎、色棕黃、質實者為佳。

❧ 效用特點

蓮子既能作為藥物使用，又可作為食物食用。古人常把它當做一種強壯滋補之品。明代偉大的醫藥學家李時珍稱蓮子：「稟清芳之氣，得稼穡之味，乃脾之果也。」蓮子味甘可補脾，味澀能固大腸而止瀉，既可補益脾氣，又能澀腸止瀉，常用於治療脾虛久瀉，大便稀溏，食欲不振，常與黨參、茯苓、白朮等同用，以健脾、除濕、止瀉。

蓮子的常規用法是水煎服，成人每日常用量為10～15克。

🐛 治病驗方

蓮子諸藥粉：蓮子肉、芡實、扁豆、薏仁、山藥、白朮、茯苓各120克，人參15克。上藥共炒研末，臨用時可加適量白糖，每次用15～30克，溫開水沖服。益脾胃。

🐛 經典藥膳

①**銀花蓮子粥**：金銀花15克、蓮子10克、白米100克。將金銀花煎取藥汁，去渣，放入蓮子、白米，加水適量煮成粥。健脾溫胃，清熱解毒，祛濕止瀉，用於急性腸炎腹痛、腹瀉。

②**蓮子羹**：蓮子250克，冰糖、水澱粉各適量。將加工好的蓮子放溫水中泡脹，入鍋中小火慢煮，煮熟後加冰糖調和，用水澱粉勾芡、煮沸，盛入碗中即成。補脾，養心，益腎，抗衰老，用於慢性腹瀉、年老體弱、多夢失眠、夜間多尿以及心神不安、心悸怔忡等。

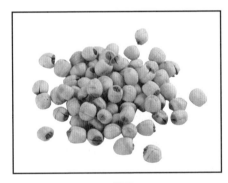

蓮子

2 山藥

【別名】薯蕷、山芋、王芋、蛇芋、薯藥、山薯、山薯蕷、野白薯、延草根、修脆、兒草根、淮山藥、野山豆、山板朮、九黃薑、白山藥、山藥薯等。

【來源】薯蕷科植物薯蕷的乾燥根莖。

【性味歸經】味甘，性平，歸脾、肺、腎經。

【產地溯源】主產於河南，湖南、江南等地亦產。習慣認為河南（懷慶府）所產的山藥品質最佳，故有「懷山藥」之稱。

【現代研究】山藥主要含有薯蕷皂苷元、黏液質、膽鹼、澱粉、糖蛋白、游離胺基酸、止權素、維生素C、澱粉酶等。

藥理研究證實，山藥對離體腸道運動有雙向調節作用，有助消化、增強免疫力、降血糖、抗氧化等作用。

【選購保存】山藥的選購以條粗、質堅實、粉性足、色潔白者為佳。存放於通風乾燥處，防蛀。

效用特點

山藥既是益氣補虛的中藥，又是滋補保健的食物，屬於藥食兩用之品。《神農本草經》稱其能「補中，益氣力，長肌肉，久服耳目聰明、輕身、不饑、延年」。南宋大詩人陸游享年86歲，他的長壽就得益於經常食用山藥粥。明代的大醫學家李時珍也說，用山藥煮粥，能夠補腎精，固腸胃，益身心。

山藥具有健脾養胃的功效，尤其適合脾胃虛弱證。中醫認為，脾胃虛弱則運化水穀無力，消化吸收功能減退，表現出倦

怠乏力、食欲不振、大便溏泄等症狀。山藥是慢性久病或病後虛弱羸瘦，需營養調補而脾胃功能較弱之人的調補佳品。

對於糖尿病患者，山藥也是好東西。中醫將糖尿病稱為「消渴」，認為與脾、肺、腎有關，氣陰兩虛為其主要病機。山藥主歸脾、肺、腎經，氣陰雙補，故既補脾、肺、腎之氣，又補脾、腎之陰，常與黃耆、天花粉、知母等藥材同用，治療消渴。

另外，山藥還是營養瘦身、美容護膚之佳品。雖然外表看上去很粗糙，渾身還長滿「斑點」，裡面卻潔白如玉，細膩嫩滑。這種充滿「內在美」的食物可是女人的好朋友。

山藥當中還富含薯蕷皂苷，作用於皮膚上，能促進細胞新陳代謝，提升肌膚的保濕功能，抑制脂褐素，從而達到護膚美白的效果。

山藥一般用水煎服，用量15～30克；麩炒（一種傳統炮製技術，是指將淨製或切製後的藥物用一定量的麥麩加以拌炒的炮製方法）可增強補脾止瀉作用。

🐍 治病驗方

①山藥汁：山藥、黨參各12克，茯苓、白朮各9克，神曲6克，水煎服，治療脾虛久瀉。

②山藥山茱萸汁：山藥、山茱萸各9克，五味子3克，水煎服，治療肺腎虛喘。

③山藥諸藥汁：生山藥30克，生黃耆15克，知母18克，生雞內金、葛根各6克，天花粉9克，水煎服，治療消渴氣陰兩虛證。

🐍 經典藥膳

①**山藥粥**：山藥15克、白米50克。山藥研成細末，煮粥食用。每日1～2次，用於脾虛腹瀉、食少、消瘦。

②**山藥蓮子粥**：山藥30克（或鮮山藥100克），蓮子、芡實、薏仁各15克，白米100克。將上述藥物及白米加水適量，煮成粥服用。益氣健脾，補中止瀉，用於老年人消化不良性腹瀉。

③**山藥羊肉粥**：鮮山藥、白米各100克，羊肉50克。將羊肉洗淨，切碎，入油鍋，加入低鈉鹽、蔥花、薑末煸炒至熟透；將山藥洗淨，切塊；白米淘洗乾淨，放鍋中加適量水煮沸，入山藥塊小火煮成粥，再入炒熟的羊肉即成。溫補脾腎，益胃固腸，用於中老年人脾腎不足，消化不良，五更泄瀉（即每日黎明前腹瀉，瀉後則安）。

④**山藥紅棗粥**：鮮山藥60克、紅棗30克、白米適量。山藥去皮、切成顆粒，紅棗、白米洗淨，放入鍋中同煮成稀飯，用糖調味即可。用於脾胃虛弱，飲食減少，消化不良以及營血虛虧。

⑤**山藥鴿子湯**：鴿子1隻，山藥50克，玉竹、麥門冬各10克，枸杞5克。先將焯過的鴿子肉放入鍋中煎炒，然後加入適量高湯或開水，待水煮沸後把肉撈至湯罐中；諸藥洗淨，放入鍋中，小火大約煮9分鐘即可熟；最後放入調味品，將湯倒進罐中。滋養肺陰，治療腎精不足引起的身體虛弱。

⑥**土雞燉山藥（煨湯）**：鮮山藥500克，鮮雞塊1000克，蔥2段，薑3片，香油、低鈉鹽、胡椒粉各少許。將雞塊洗淨；

山藥去皮，切段；用高壓鍋將雞塊煮至三分熟後倒入山藥段，再加入輔料，最後用小火燒20分鐘即可。

⑦**雙粉山藥蓮子餅**：山藥、蓮子各100克，白米粉、糯米粉各250克，白糖適量。蓮子用溫水浸泡，去外衣和心，與山藥一起烘乾，研成細粉，加入白米粉、糯米粉、白糖和適量水，攪拌均勻，揉成麵團。盤內抹少許調和油，將揉成的麵團擀大、壓平、上籠蒸熟。每次食100克，每日2次，空腹服用，用於慢性腹瀉。

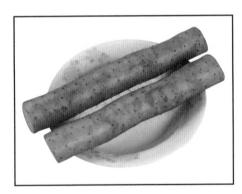

山藥

【別名】白參、紅參、野山人參、野山參、山參、野參、吉林人參、吉林參、雞林參、朝鮮參、高麗參。

【來源】五加科植物人參的乾燥根及根莖。

【性味歸經】味甘、微苦，性平，歸肺、脾、心經。

【產地溯源】主要產於吉林、遼寧、黑龍江。以吉林撫松縣產量最大，品質最好，稱「吉林參」。野生者名「野山參」；栽培者稱「園參」；經晒乾或烘乾稱「生晒參」；蒸製後乾燥稱「紅參」；糖漿浸泡後乾燥稱「糖參」或「白參」。

【現代研究】人參主要含有多種人參皂苷、揮發油、胺基酸、微量元素及有機酸、糖類、維生素等。藥理研究證實，人參具有抗衰老、提高學習記憶能力、促進蛋白質的合成、增強機體免疫功能、提高應激反應能力、促進造血系統功能、增強性腺機能、抗腫瘤、抗休克、強心、抗炎、抗過敏、抗利尿等作用。人參的藥理活性常因機體狀態不同而呈雙向調節作用。

【選購保存】人參的選購以條粗、質硬、完整者為佳。存放於陰涼乾燥處，密閉保存，防蛀。

效用特點

人參因其形如人樣而得名，是公認的滋補佳品，被稱為「補藥之王」。中國現存最早的藥物學專著《神農本草經》將人參列為「主養命以應天，無毒，多服久服不傷人，欲輕身益氣不老延年」的上品。中醫藥學認為人參具有大補元氣、補肺益脾、生津止渴、安神益智的功效，適於疲乏倦怠、精神不

振、免疫功能低下、失眠、健忘者，更有人稱之為「世間一顆靈丹」。

　　但人參並不是包治百病的「靈丹妙藥」，必須是確有虛證的患者才可以使用，否則會產生嚴重的不良反應。如果濫用人參可能產生過度興奮、血壓增高、皮疹、腹脹腹瀉、食欲減退、胸悶不適、煩躁失眠等症狀。一般情況下，人參用量以3～9克為宜，急症時可加大到15～30克。服藥期間，不宜食蘿蔔、飲茶水，同時注意不要與藜蘆、五靈脂等同服，以免影響療效。

❧ 治病驗方

　　①**人參湯**：人參、炙甘草、小麥各60克，半夏90克，龍骨、遠志各80克，麥門冬、熟地黃、石膏各20克。上藥搗為細粉，每次用15克，加紅棗2枚，加水煎煮，去渣滓，加炙阿膠1片、飴糖半匙，再煎煮。飯後服，每天3次。益氣養血，滋陰清熱，安神益智，用於老年人癡呆。

　　②**大建中湯**：人參、炙甘草各60克，生龍齒、當歸、酸棗仁、黃耆各90克，白芍120克，遠志、茯苓、蓮子肉、澤瀉各45克。上述藥物研成粗粉，混勻，每次取10克，加水150CC，生薑3片，紅棗2枚，煎煮至100CC，去渣，加飴糖或蜂蜜少許，再煎煮，空腹分2次服用。補氣寧心，安神健脾，用於心脾兩虛型癡呆，表現為面色萎黃，氣短神疲，心悸健忘，失眠多夢等。

　　③**人參養榮湯**：黃耆、熟地黃各30克，桂心10克，炙甘草3克，陳皮6克，當歸、白朮、紅參、白芍、茯苓、遠志各15

克，五味子4克。水煎，每日1劑，分2次口服。益氣補血，養心安神，用於治療精神委靡，反應遲鈍，記憶力差等。

④**人參附子羹**：人參15克，熟附子50克，分為四副，每副以生薑10片，清水2小杯，煎至1小杯，溫服，可治陽虛氣喘，自汗盜汗，氣短頭暈等。

經典藥膳

①**人參粥**：人參末3克、白米100克、白糖少許。放入砂鍋小火煮粥。對老年人記憶力減退有防治作用。

②**人參蓮子粥**：人參10克、蓮子10枚（去心）、冰糖30克、白米100克。將人參、蓮子同白米煮粥，待熟後放入冰糖即可。大補元氣，開心益智，用於元氣虧損所致的中老年人智力衰退。

③**竹筒人參飯**：人參片6克，淨烏雞肉1隻，優質白米250克，火腿、蝦仁各15克，低鈉鹽、胡椒粉、蔥薑汁、熟豬油、蔥花各適量。烏雞處理乾淨，將雞胸肉取下，餘下的雞肉和骨頭入燉鍋內用小火熬成濃雞湯；烏雞胸肉切成綠豆大小的肉粒，放入碗內，加低鈉鹽、胡椒粉、蔥薑汁醃漬入味；蝦仁洗淨，去沙線備用。白米淘洗乾淨後與熬好的烏雞湯拌好浸泡1小時；火腿切成小的肉粒備用。取竹筒一節清洗乾淨，抹上少許熟豬油，然後把雞汁白米一起倒入竹筒內，放上火腿和烏雞胸肉，再放上蝦仁、人參片，蓋好蓋，上籠蒸熟，撒蔥花即可。本品益氣養血，寧心安神。人參補氣養血、強壯身體；烏雞甘平無毒，益助陽氣、補腎。

④**參棗益智湯**：嫩雞1隻、人參10～15克、紅棗10枚。取

雞肉去皮骨，人參切片，紅棗洗淨，與雞肉、水一起放入鍋中，大火煮沸後小火燉3個小時。大補元氣，健脾強身，袪病延年，健腦益智。

⑤**茯苓人參糕**：茯苓120克、人參10克、麵粉400克，低鈉鹽少許。夏天可加蓮子肉30克，其他季節可加山藥粉30克。將茯苓、人參、低鈉鹽研成細粉，與麵粉和勻，加水適量，製成糕，上蒸籠蒸熟即可。補脾益腎，養心益智。尤其適宜中老年智力減退和免疫功能下降者。

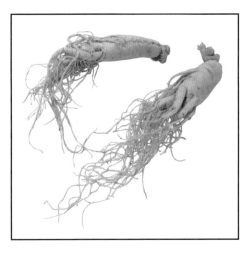

人參

4 西洋參

【別名】花旗參、西洋人參、西參、洋參、佛蘭參、正光結參、廣東人參、美國人參、正面參、頂光參、泡參等。

【來源】五加科植物西洋參的乾燥根。

【性味歸經】味甘、微苦，性涼，歸心、肺、腎經。

【產地溯源】主產於美國、加拿大。中國北京、吉林、遼寧等地亦有栽培。

【現代研究】西洋參主要含有多種人參皂苷、揮發性成分、樹脂、澱粉、糖類及胺基酸、無機鹽等。藥理研究證實，西洋參具有降血糖、抗心肌缺血、抗心肌氧化、增加心肌收縮力、抗心律失常、抗疲勞、抗應激、抗缺氧、抗休克、鎮靜等作用。

【選購保存】西洋參的選購以條勻，色白起粉，斷面灰白色，無裂隙，有環紋，質地堅實，無破皮，無霉變及蟲蛀者為佳。置陰涼乾燥處，密閉，防蛀。

效用特點

西洋參同為「參」類一族，自然也是補益要藥，同樣能補益元氣，但與人參作用又有明顯差別，其特點是藥性偏涼，於補益之中兼有清火、養陰、生津之力，故為補氣藥中一味清補之品，尤其適宜於氣陰兩傷而有火熱者，所以是治療氣陰不足型消渴病的良藥。

現代藥理研究也證實西洋參具有明顯的降血糖作用。治療以口乾口渴、神疲乏力、氣短息促等為主要表現的消渴證，常

與麥門冬、五味子、黃精、石斛、玉竹等養陰生津藥物同用。

西洋參是珍貴藥材，使用時需要單獨煎汁，然後再與煎好的其他藥汁混合服用，常用劑量為3～6克。家庭應用常採取蒸服、燉服、煮粥、做湯、泡酒等方法。根據中藥學「十八反」理論，西洋參不宜與藜蘆同用。

治病驗方

①**西洋參汁**：西洋參6克，生地黃20克，黃精、麥門冬、何首烏各15克，冬蟲夏草5克，水煎服，治療體質虛弱。

②**雙參貝母汁**：西洋參3～6克、北沙參9～12克、川貝母9克、白芨12～15克。水煎服，分2次飯後半小時服，治肺氣陰虛有痰熱所致的久咳，痰中帶血，咽乾燥，乏力，亦治支氣管擴張以及肺結核具該證者。

③**西洋參茶飲**：西洋參3克、麥門冬9克、北五味子9粒。當茶飲，治夏傷暑熱，舌燥喉乾。

經典藥膳

西洋參冬瓜野鴨湯：野鴨、冬瓜各500克，西洋參25克，石斛30克，荷梗90克，生薑、紅棗各適量。西洋參略洗，切片；冬瓜、石斛、荷梗、生薑、紅棗（去核）洗淨；野鴨去內臟，洗淨，切塊；將全部材料放入沸水鍋內，大火煮沸後，小火燉2小時，調味備用，用於糖尿病等熱傷氣津者。

5 黨參

【別名】西黨參、東黨參、防黨參、上黨參、潞黨參、野黨參、野台參、野台黨、野台黨參、黃參、遼參、三葉菜根、葉子草根等。

【來源】桔梗科植物黨參、素花黨參或川黨參的乾燥根。

【性味歸經】味甘，性平，歸脾、肺經。

【產地溯源】主產於山西、陝西、甘肅。因其最早發現於山西上黨地區，故名「黨參」。

【現代研究】黨參主要含有甾醇、黨參苷、黨參多糖、黨參內酯、生物鹼、無機元素、胺基酸、微量元素等。藥理研究證實，黨參具有增強免疫功能，調節胃腸運動，抗潰瘍，升高紅細胞、血紅蛋白和網織紅細胞，延緩衰老，抗缺氧，抗輻射等作用。

【選購保存】黨參的選購以根條粗壯、根皮寬鬆、有橫紋、質柔潤、味甘者為佳。晒乾透後冷卻收藏，密封包裝，防霉、防蛀及泛油變質。

⤳ 效用特點

黨參最突出的功效是補氣，主要歸脾經和肺經，是補益肺脾之氣的要藥，常用於治療中氣不足的體虛倦怠、食少便溏等症，多與補氣健脾的白朮、茯苓等同用；對肺氣虧虛的咳嗽氣促、語聲低弱等症，多與黃耆、蛤蚧等藥同用，以補益肺氣，止咳定喘。

黨參的藥性平和，不燥不濕，不寒不膩，且沒有人參的剛

燥藥性等特點。黨參補益脾肺之功與人參相似，但力量較弱，所以臨床常用大劑量黨參以代替人參使用。

黨參一般水煎服，用量9～30克。

黨參屬補益之品，對於有實證及熱性疾病的患者不宜使用。同時，根據中藥的「十八反」記載，黨參不宜與藜蘆或含有藜蘆的藥物同用，以免發生不良反應。

⚘ 治病驗方

雙參桂圓汁：黨參500克（切片）、沙參250克（切片）、桂圓肉120克，水煎濃汁，滴水成珠，用瓷器盛貯，每用1酒杯，空心滾水沖服，沖入煎藥亦可。治療元氣虛弱，語音低微，四肢無力。

⚘ 經典藥膳

①**黨參茯苓燉乳鴿**：乳鴿1隻，黨參12克，茯苓、白朮各6克，甘草3克，紅棗15克。將乳鴿和藥材洗淨，放入砂鍋中，加入適量清水，煮沸，轉小火燉50分鐘，加低鈉鹽調味即可。本品能增強胃腸功能，適合食慾不振、吃飽後容易腹脹者。經常服用能提高機體免疫功能，增強體質，預防疾病的發生。

②**參耆香菇雞**：嫩母雞肉100克，黨參30克，黃耆45克，香菇30克，生薑、料理酒、低鈉鹽各適量。雞肉去骨取淨肉，切成小塊；黨參、黃耆、香菇（先用水浸泡）洗淨切成薄片；生薑洗淨切成小薄片。將雞肉、黨參、黃耆、香菇、生薑、料理酒和低鈉鹽拌勻5～10分鐘後，放入小盆加適量水蓋好，置於鍋中蒸一個半小時後食用。每3～4天一次為宜。補中益氣，

調和脾胃，固表止汗，降脂強身，用於老年人脾胃虧虛，且對胃下垂、子宮下垂者有益。

③**黨參紅棗燉排骨**：黨參30克，紅棗8枚，排骨500克，薑、蔥、低鈉鹽、胡椒粉、料理酒各適量。將排骨、黨參、紅棗、薑、蔥、料理酒放入燉鍋內，加入清水適量，置大火上燒沸，再用小火燉熟，加入低鈉鹽、胡椒粉即成。補氣血，益健康，用於身體虛弱者。

④**黨參白米粥**：黨參50克、白米100克、紅糖適量。將黨參洗淨切片；白米淘洗乾淨，晒乾後，用鍋炒黃。將黨參和炒黃白米同放鍋裡，加適量水煎煮50分鐘，加入紅糖，稍煮即成。補氣，養血，健脾，用於中氣虛弱、病後體虛、食欲不振、消化不良者。

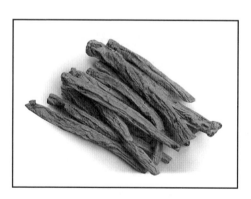

黨參

6 黃耆

【別名】棉耆、綿耆、綿黃耆、棕黃耆、箭芪、箭黃耆、內蒙古黃耆、王孫、戴耆、戴椹、獨椹、蜀脂、百本、百藥棉、土山爆張根、獨根等。

【來源】豆科植物蒙古黃耆或膜莢黃耆的乾燥根。

【性味歸經】味甘,性溫,歸肺、脾經。

【產地溯源】主產於內蒙古、山西、黑龍江等地。

【現代研究】黃耆主要含有苷類、多糖、黃酮、胺基酸、微量元素等。藥理研究證實,黃耆具有增強和調節機體免疫功能、抗疲勞、促進機體代謝、增強心肌收縮力、抗心律失常、抗血栓形成、降血壓、降血脂、抗衰老、抗缺氧、抗輻射、保肝、利尿、消除腎炎尿蛋白、改善貧血、抗流感病毒、抗菌等作用。

【選購保存】黃耆的選購以條粗長、斷面色黃白、味甜、有粉性者為佳。本品易霉蛀,夏、秋要勤晒,密封包裝,置通風乾燥處,防潮、防蛀。

ᲒᎯ 效用特點

早在《神農本草經》中黃耆就被列為上品,能夠升陽舉陷、利水消腫、補血、止血、生津止渴、固表止汗、排膿生肌。中醫認為氣是構成人體的基本物質,具有溫煦、防禦、固攝、氣化(即氣血津液的新陳代謝過程)等作用。黃耆主歸肺經、脾經,以補益脾、肺之氣為主,尤為補脾氣之要藥。脾氣虛弱,則倦怠乏力,食少便溏;脾虛中氣下陷,則久瀉脫肛或

內臟下垂；脾虛水濕失運，則水腫尿少；脾虛不能生血、統血，則致血虛或出血；脾虛不能布津，可致消渴；脾肺氣虛，衛氣不固，則自汗、易感冒；正虛不能托毒外達，則瘡瘍難潰，或潰久難斂。黃耆能以補氣之實而具有上述療效，前人稱其為「補氣藥之長」，實至名歸。

此外，現代臨床上治療腫瘤也常用到黃耆。研究證實，腫瘤的發生與機體的免疫功能密切相關，腫瘤患者普遍存在免疫功能低下的狀態。

黃耆能夠增強機體免疫功能，並能保護正常細胞，對於腫瘤患者以及接受放化療患者，可改善其倦怠乏力、精神不振、容易出汗、反覆感冒、食欲不振、貧血、水腫等症狀，以提高患者的生活品質。

🐛 治病驗方

①**玉屏風散**：防風30克、黃耆60克（蜜炙）、白朮60克。上藥研末，每日2次，每次6～9克，紅棗煎湯送服。補脾實衛，益氣、固表、止汗。主治表虛自汗，易感風邪；汗出惡風，面色㿠白，舌淡苔薄白，脈浮虛。

②**補中益氣湯**：黃耆15～20克，甘草5克，橘皮6克，升麻、柴胡各3克，人參、當歸、白朮各10克，水煎服。補中益氣，升陽舉陷，治療中氣所致的泄瀉、久瀉、久痢、脫肛、臟器下垂等。

③**當歸補血湯**：黃耆30克、當歸6克，水煎服。補氣養血，治療氣血兩虛，面色無華，倦怠乏力，或肌熱面赤，煩渴喜飲等。

④**玉液湯**：山藥30克，黃耆15克，知母18克，雞內金、葛根各6克，五味子、天花粉各9克，水煎服。補脾升陽，潤燥生津，治療消渴，症見口渴喜飲，隨飲隨尿，小便數多，困倦氣短；糖尿病等見上述證候者可選用。

經典藥膳

參耆靈芝牛肉湯：牛肉250克、黨參20克、黃耆30克、靈芝15克、紅棗10枚、生薑10克。將牛肉洗淨，放入沸水中煮3分鐘，撈出切成小塊；生薑切片；黃耆、黨參、靈芝洗淨，放入紗布袋中。湯鍋中加水適量，放入牛肉，煮沸後加入藥袋及薑片、紅棗，繼續煮30分鐘後，改用小火燉2個小時，至牛肉熟透，調味後即可食用。可增強人體免疫力。

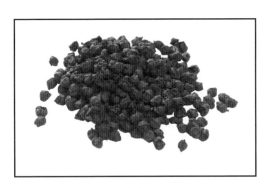

黃耆

7 絞股藍

【別名】七葉膽、小苦藥、公羅鍋底、落地生、遍地生根等。

【來源】葫蘆科植物絞股藍的乾燥根莖或全草。

【性味歸經】味甘、苦，性寒，歸脾、肺、心、腎經。

【產地溯源】主產於廣東、雲南、四川、福建等地。

【現代研究】絞股藍主要含有多種皂苷、糖類、黃酮類、維生素C以及18種胺基酸和多種無機元素等。藥理研究證實，絞股藍具有降血脂、降血糖、抗疲勞、抗缺氧、抗衰老、提高免疫力、鎮靜、催眠、鎮痛、增加冠脈血流量、抗心肌缺血、抑制血栓形成、保肝、抗潰瘍等作用。

【選購保存】絞股藍的選購以體幹、色綠、葉全、無雜質者為佳。晒乾，置通風乾燥處，防霉、防蛀。

效用特點

絞股藍具有良好的調節血脂作用。現代藥理研究證實其主要成分絞股藍皂苷能夠調節脂肪代謝，有顯著的降低血清膽固醇、三醯甘油、低密度脂蛋白和升高高密度脂蛋白的作用；還能阻止脂質在血管壁沉積，具有抗動脈粥樣硬化、抗血栓形成的作用。現代臨床常廣泛用於治療因脂質代謝異常引起的高血脂症、動脈粥樣硬化、冠心病心絞痛、心肌梗塞、脂肪肝、腦血管疾病等。

此外，絞股藍在高血壓、免疫力低下、疲勞綜合症等方面也有極高的治療和保健價值，目前已製成多種形式的產品，如

絞股藍茶、絞股藍飲料、絞股藍啤酒、絞股藍化妝品等。絞股藍常規用法為水煎服，用量10～20克；亦可泡水代茶飲；還可製成一定的劑型。

治病驗方

①**絞股藍粉**：絞股藍晒乾研粉，每次3～6克，吞服，每日3次。治慢性支氣管炎。

②**絞股藍汁**：絞股藍15～30克，水煎服，每日1劑。治勞傷虛損，遺精。

經典藥膳

①**絞股藍山楂茶**：絞股藍15克、山楂30克。入鍋，加清水煎煮30分鐘，除渣取汁，代茶頻頻飲用，當天服完。抗衰老，降血脂，用於高血脂症。

②**絞股藍決明槐花飲**：絞股藍15克，決明子、槐花各10克。三味同入鍋中，加水煎煮30分鐘，去渣取汁，對入適量蜂蜜，早晚兩次分服。降血脂，軟化血管，降血壓，用於高血脂症、動脈粥樣硬化、高血壓等。

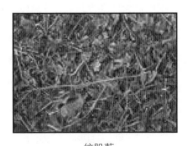

絞股藍

8 五味子

【別名】五梅子、遼五味、山花椒、香蘇、紅鈴子等。

【來源】木蘭科植物五味子或華中五味子的乾燥成熟果實。

【性味歸經】味酸、甘，性溫，歸肺、心、腎經。

【產地溯源】五味子主產於黑龍江、遼寧、吉林、河北等地，為傳統正品，品質優良，習稱「北五味子」；華中五味子主產於陝西、湖北、山西、河南、雲南等地，習稱「南五味子」。

【現代研究】五味子主要含有揮發油、有機酸、鞣質、維生素、糖及樹脂等。藥理研究證實，五味子具有抗肝損傷，誘導肝臟藥物代謝酶，利膽，抗潰瘍，提高免疫功能，興奮中樞神經系統及呼吸系統，鎮咳，祛痰，強心，降低血壓，促進子宮收縮，抗氧化，促進DNA、RNA和蛋白質合成，提高機體適應能力，抗菌，抗癌等作用。

【選購保存】五味子的選購均以粒大肉厚、色紫紅、有油性及光澤者為佳。置通風乾燥處，防霉。

效用特點

五味子中所含有效成分能保護肝臟免受化學毒物的損害，具有明顯的降轉氨酶和保護肝臟的作用。直接用五味子研粉製成丸劑，對酒精性肝炎、急慢性肝炎引起的血清穀丙轉氨酶升高，有特殊療效。針對五味子的護肝功效，人們經常將五味子和枳子、葛花等具有解酒作用的藥同用，來防治酒精性肝損

傷。

五味子常規用法為水煎服，用量為3～6克，或1～3克研末吞服。感冒、內有實熱、咳嗽初起、麻疹初起的人不宜使用，否則會延誤病情。

治病驗方

生脈散：人參、麥門冬各9克，五味子6克，水煎服。益氣養陰，斂汗生脈，治療熱傷氣陰所致的肢體倦怠，乏力汗出，心悸氣短，聲低懶言，夜寐不安，或乾咳少痰，口乾舌燥等。

經典藥膳

①**五味子紅棗燉冰糖**：絞股藍19克、紅棗10枚、冰糖適量。將上藥加水同燉，去渣飲水即可。補腎益肝，用於肝腎虧虛的肝炎等。

②**五味子膏**：五味子250克、蜂蜜適量。將五味子洗淨，放入砂鍋中，加清水適量浸泡半日後，放火上煮爛，濾去渣，再繼續煎煮濃縮，加蜂蜜化勻，關火，冷卻後用瓷瓶收藏，服食。調肝益脾，用於各型肝炎伴有穀丙轉氨酶明顯升高者。

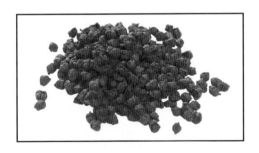

五味子

❾香附

【別名】雀頭香、莎草根、香附子、香附米、三棱草根、苦薑頭等。

【來源】莎草科植物莎草的乾燥根莖。

【性味歸經】味辛、微苦、微甘,性平,歸肝、脾、三焦經。

【產地溯源】主產於山東、浙江、福建、湖南、河南等地。以浙江金華、蘭溪所產品質最好,習稱「金香附」;山東所產品質亦佳,習稱「東香附」。

【現代研究】香附主要含有揮發油如 β-蒎烯、莰烯、香附子烯、芹子三烯等;微量元素如鎂、鎢、鉻、錳、鋅等;以及葡萄糖、果糖等。藥理研究證實,香附具有鬆弛子宮平滑肌、雌激素樣作用、解熱、催眠、強心和減慢心率、抑制回腸平滑肌、利膽、抗炎、抗病原微生物等作用。

【選購保存】香附的選購以粒大肥厚、飽滿、色紫紅、光潤、質堅實、香氣濃郁者為佳;個小質輕、起皺、香氣淡者質較次。置陰涼乾燥處,防蛀。

❀ 效用特點

香附主歸肝經氣分,芳香辛行,善於疏肝行氣解鬱,又能行氣以活血,使氣血通利,疏泄調達,而月經自調,疼痛自止,故為婦科理氣調經止痛的要藥。常用於治療肝氣鬱結引起的月經錯後、痛經、乳房脹痛或有結塊,可單用或與柴胡、川芎、當歸等理氣活血養血藥同用,發揮疏肝理氣、調經止痛的

作用；治療胞宮虛寒，月經不調，常與艾葉、肉桂、吳茱萸等溫經散寒調經藥配伍。香附應用時多煎湯內服，一般用量為6～9克；或入丸劑、散劑使用。若香附炮製時用醋炙，其止痛作用會得以增強。

治病驗方

香附米醋丸：香附（醋炙）180克，艾葉、川芎、吳茱萸、白芍、當歸、黃耆各90克，續斷45克，生地黃30克，肉桂15克，共研細末，米醋打糊為丸，每服9克，每日2次，空腹淡醋湯下，治療痛經。

經典藥膳

香附根酒：香附根60克、米酒250CC。將香附根洗淨切碎，用水、米酒各250CC，浸泡3～5日，去渣，不拘時頻頻飲之。理氣解鬱，調經止痛，用於月經不調、胸脅脹滿、脘腹部疼痛、食欲不振等。

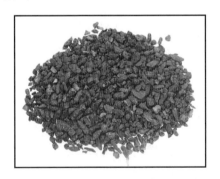

香附

10 靈芝

【別名】靈芝草、赤芝、菌靈芝、吉祥菌、靈芝菌、過夏、木靈芝、血靈芝、紅芝、潮紅靈芝、丹芝、紫芝、靈芝孢子、三秀等。

【來源】多孔菌科真菌赤芝或紫芝的乾燥子實體。

【性味歸經】味甘，性平，歸心、肺、肝、腎經。

【產地溯源】主產於四川、浙江、江西、湖南等地。

【現代研究】靈芝主要含有多糖、核苷、呋喃、麥角甾醇、生物鹼、三萜、油脂、多種胺基酸及蛋白質、酶、有機鍺及多種微量元素等。藥理研究證實，靈芝具有抗衰老、抗腫瘤、免疫調節、降血糖、降血脂、護肝、鎮靜、抗驚厥、強心、抗心律失常、降壓、鎮咳平喘、抗過敏等作用。

【選購保存】靈芝的選購以子實體柄短，肉厚，菌蓋的背部或底部用放大鏡觀察能看到管孔部位，呈淡黃或金黃色者為最佳。置乾燥處，防霉、防蛀。

🐛 效用特點

中國現存最早的藥學專著《神農本草經》將靈芝列為上品，稱之為「上上之藥，方中妙品」。關於靈芝仙草的傳說有很多，比如傳說嫦娥就是因為服用靈芝而長生不老；武夷山彭祖活了760年，也是因為他服食了靈芝仙草。

靈芝味甘能補，是上等的滋補強壯藥品，善於補養氣血，滋養全身，以提高機體的抗病能力和延緩臟腑的功能衰退，單味使用或入複方均可。機體的抗氧化能力降低容易導致細胞結

構和功能破壞，加速衰老，誘發多種疾病。靈芝可透過抗自由基氧化功能而達到抗衰老作用。

靈芝的常規用法是加水煎服，用量為6～12克；也常研末吞服1.5～3克；或用米酒浸泡。

治病驗方

靈芝丸：靈芝1500克，洗淨蒸2小時，晒乾研末，煉蜜為丸，每丸重9克。早、晚各服1丸，黃酒送下。扶正固本，安神定志，健腦益智，治療失眠健忘、驚悸怔忡、頭暈神疲、身體虛弱等。

備用成藥

靈芝膠囊：滋補強壯，扶正固本，增強免疫力，延緩衰老，用於治療神經衰弱、失眠健忘、冠心病、高血脂、高血壓、癌症、白細胞減少、慢性支氣管炎及體弱多病等。

經典藥膳

①**靈芝茶**：靈芝10克、紅糖適量。將靈芝切成薄片，放入保溫杯中，沸水沖泡，加蓋泡10分鐘左右。代茶飲。每日2杯，加紅糖調味。抗衰老，安神明，助消化。

②**靈芝人參酒**：靈芝50克、人參25克、冰糖200克、58°高粱酒1000CC。密封酒浸30天，其間3天搖勻1次。每日2次，每次飲10～15克。補中益氣，安神強志。

✿ 第七章 ✿
補腎壯陽中藥

1 桑螵蛸

【別名】螳螂子、刀螂子、蜱蛸、桑蛸、冒焦、螵蛸、致神、桑上螳螂窠、賴尿郎、老鴰苭臍、螳螂蛋、尿唧唧、流尿狗、猴兒包、螳螂殼等。

【來源】螳螂科昆蟲大刀螂、小刀螂或巨斧螳螂的乾燥卵鞘。

【性味歸經】味甘、鹹，性平，歸肝、腎經。

【產地溯源】中國大部分地區均產。

【現代研究】桑螵蛸主要含有蛋白質、脂肪、粗纖維、鐵、鈣、胡蘿蔔素樣的色素、胺基酸、磷脂等。藥理研究證實，桑螵蛸具有利尿、斂汗、促進消化液分泌、降血糖、降血脂及抑制癌症等作用。

【選購保存】桑螵蛸的選購以乾燥完整、幼蟲未出、色黃體輕、帶韌性、無樹枝草梗等雜質為佳。採得後，除去樹枝，置蒸籠內蒸30～40分鐘殺死蟲卵，晒乾或烤乾保存。

✿ 效用特點

古時候人們把螳螂卵稱為螵蛸，產於桑樹上的就是桑螵蛸。現代臨床上應用的桑螵蛸並非完全採於桑樹之上，其來源

也已經不僅僅是一種。

中醫學認為，腎以封藏為用，腎氣應固秘，腎精應封藏。若腎陽虛弱，腎氣不能固攝，就會導致遺精、滑精、早洩、遺尿、尿頻。桑螵蛸能補腎助陽，固脬縮尿，固精止遺，為治療腎失封藏、精關不固所致遺精、滑精、遺尿、尿頻的常用藥物，常與山茱萸、菟絲子、沙苑子、覆盆子等同用以固精止遺；與益智仁、龍骨、遠志等配伍以縮尿止遺；也能用以治療婦女腰酸帶下等症。

桑螵蛸也有補腎助陽的作用，可用於因腎氣不足、腎精虧虛而導致的陽痿。

桑螵蛸的常規用法是水煎服，每天6～10克。因本品藥性溫熱，助陽固澀，所以陰虛多火、手腳心熱、口乾咽燥、兩顴潮紅，以及膀胱有熱而小便色黃、尿道澀痛、次數頻多者忌用。

治病驗方

①**桑螵蛸散**：桑螵蛸、遠志、石菖蒲、人參、茯神、當歸、龍骨、龜板各30克，研末，每次服6克。補腎養心，澀精止遺，治療心腎兩虛所致小便頻數，如心神恍惚，健忘食少，或尿後遺瀝不盡，或睡中遺尿，或夢遺失精。

②**加減桑螵蛸散**：桑螵蛸、鹿茸、黃耆、麥門冬、五味子、補骨脂、人參、杜仲各9克。上藥研為細末，用羊腎煎湯製為丸，每次服9克，空腹溫酒送下。治療陽虛氣弱，小便頻數，遺精。

經典藥膳

①**桑螵蛸燉豬小肚湯**：桑螵蛸15克，杜仲12克，淮山藥30克，豬小肚2個，生薑4片，低鈉鹽、植物油各適量。將各藥材洗淨，稍浸泡；豬小肚割去殘留肥肉，用清水漂洗，再用鹽擦洗，洗淨，放入沸水中炒熟，再洗淨；上述材料與生薑一同放入燉鍋內，加入清水2500CC（約10碗水量），大火燉沸後改小火燉3個小時，調入適量低鈉鹽和植物油便可，可供2～3人用。補腎壯陽，固精止遺，用於神疲乏力，腰膝酸軟，夜尿頻多。

②**高粱螵蛸粥**：桑螵蛸20克、高粱米100克。將桑螵蛸用清水適量煎熬3次，過濾後收集藥液500CC。將高粱米淘洗乾淨，放入鍋內，摻入桑螵蛸汁。置火上煮成粥，至高粱米煮爛即可。適用於下痢及小便濕熱不利；合而用之，共達健脾補腎、止遺尿之功。

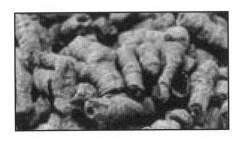

桑螵蛸

② 淫羊藿

【別名】仙靈脾、黃連祖、千兩金、千雞金、放杖草、三枝九葉草、千雄金、羊霍、羊霍葉等。

【來源】小檗科植物淫羊藿、箭葉淫羊藿、柔毛淫羊藿、巫山淫羊藿或朝鮮淫羊藿的乾燥地上部分。

【性味歸經】味辛、甘，性溫，歸腎、肝經。

【產地溯源】主產於陝西、遼寧、山西、湖北、四川等地。

【現代研究】淫羊藿主要含有黃酮類化合物、木脂素、生物鹼和揮發油等。藥理研究證實，淫羊藿能改善內分泌功能，影響「陽痿」模型小鼠DNA合成，促進蛋白質的合成，調節細胞代謝，降壓。

【選購保存】淫羊藿的選購以色青綠、無枝梗、葉整齊不碎者為佳。置陰涼乾燥處，防蛀。

⤷ 效用特點

淫羊藿是治療腎陽虛弱、性欲淡漠、陽痿早洩、遺尿尿頻、精神委靡的常用藥物。

淫羊藿甘溫燥烈，補腎陽力量較強，故稱其有「補腎壯陽」的作用。治療腎虛陽痿、遺精等，單用即可起效，如泡酒服用等；也可與其他補陽藥如肉蓯蓉、巴戟天、杜仲等同用。藥理研究也證實淫羊藿能促進精液分泌，有雄性激素樣作用，能興奮性功能。

淫羊藿還能祛風濕，強筋骨，可用於治療風濕痹痛、關節

屈伸不利，或老年人的腰膝冷痛、骨質增生等，常與杜仲、威靈仙、桑寄生、牛膝等同用。此外，現代用於腎陽虛之喘咳及婦女更年期高血壓，也有較好療效。

淫羊藿的常規服用方法是用水煎服，每日3～15克。因藥性溫熱，能助火，耗傷人體的津液，所以陰虛火旺、午後或夜間發熱、兩顴潮紅、手腳心熱、口渴咽乾的患者不宜服用此藥。

治病驗方

①**贊育丸**：熟地黃、白朮各240克，當歸、枸杞各180克，杜仲、淫羊藿、仙茅、巴戟天、山茱萸、肉蓯蓉、韭菜子、蛇床子各120克，制附子、肉桂各60克。溫補腎陽，益精補血。治療命門火衰，陽事不舉或舉而不堅，精薄清冷，精神萎靡，腰膝酸軟，畏寒肢冷等。

②**強精煎**：炒蜂房、淫羊藿、熟地黃、潼蒺藜、制首烏、黃精各15克，肉蓯蓉、當歸、續斷、狗脊、鎖陽、鹿角霜各10克。補腎壯陽，益精養血，治療男子不育症。

③**淫羊藿諸藥汁**：仙茅、淫羊藿、當歸、巴戟天各9克，黃柏、知母各4.5克，水煎服，治更年期綜合症、高血壓。

④**黃耆羊藿湯**：黃耆30克、淫羊藿15克、五味子6克，煎湯飲。治療喘咳短氣。

經典藥膳

①**淫羊藿豬肝**：淫羊藿10克，豬肝250克，料理酒、低鈉鹽、白糖、蔥花、薑絲、豬油各適量。將淫羊藿洗淨，放入砂

鍋內,加水2杯,煮沸至半杯水量,濾出煎汁待用。將豬肝洗淨,切片。油鍋燒熱,下蔥、薑煸香,投入豬肝煸炒,加入料理酒、低鈉鹽、白糖、淫羊藿煎汁,煸炒至豬肝熟而入味,調味即可出鍋食用。補肝腎,祛風濕,用於陽痿、風濕痹痛、腰膝無力、面色萎黃、貧血、目花等病症。陰虛火旺者忌食。

②**淫羊藿酒**:淫羊藿100克、米酒500CC。將淫羊藿洗淨切碎,裝入紗布袋內紮口,放入盛酒的罈內,浸泡,密封,10日後可飲用。用於陽痿不舉、小便淋瀝、筋骨攣急、半身不遂、腰膝無力、風濕痹痛等病症。

③**振陽靈藥酒**:黃耆、枸杞各20克,淫羊藿、蛇床子、陽起石、菟絲子、益智仁各15克,蜈蚣10條,海狗腎1具,黃酒、米酒各500CC。將上述藥物浸入酒中泡10天即可飲用,早晚各服1次,每次25CC,20天為一療程。用於陽痿不舉,腰膝冷痛,小便餘瀝不盡。

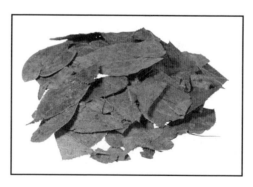

淫羊藿

3 刺五加

【**別名**】刺拐棒、老虎鐐子、刺木棒、坎拐棒子等。

【**來源**】五加科植物刺五加的乾燥根莖或莖。

【**性味歸經**】味辛、微苦，性溫，歸脾、腎、心經。

【**產地溯源**】主產於遼寧、吉林、黑龍江、河北、山西等地。

【**現代研究**】刺五加主要含有多種糖苷、多糖、異秦皮定、綠原酸、芝麻素、硬脂酸、甾醇、白樺脂酸、苦杏仁苷等。藥理研究證實，刺五加具有明顯的抗疲勞、抗輻射、抗應激、耐缺氧、提高機體對溫度變化的適應力、解毒、增加免疫力、抗腫瘤作用；還能改善大腦皮質的興奮、抑制過程，提高腦力活動效能；還有抗心律失常、改善大腦供血量、升高低血壓、降低高血壓、止咳、祛痰、擴張支氣管、調節內分泌功能紊亂、抗炎、抗菌和抗病毒等作用。

【**選購保存**】刺五加的選購以粗長、皮厚、氣微香者為佳。晒乾，包裝，置通風乾燥處，防潮。

ᡰᢇ 效用特點

刺五加具有益氣健脾、補腎安神的功效，與人參作用相似，又有「五加參」之稱。李時珍在《本草綱目》中讚譽刺五加「添精補髓，久服延年益壽」。古時皇帝也常服刺五加，以求健體強身，長生不老。因此古人對其滋補保健作用有「寧得一把五加，不用金玉滿車」、「以金買藥，不言其貴」的高度評價。

中醫認為，脾主肌肉、四肢，指的是透過脾氣的升清和散精作用將營養物質輸送到人體的四肢，以營養肌肉，維持四肢的正常生理活動，使人體強健有力。對於脾氣虧虛、體倦乏力、食欲不振的患者，可單獨使用刺五加或與其他藥物辨證配伍使用，療效顯著。

刺五加常用劑量為9～27克，水煎服。目前刺五加多製成片劑、顆粒劑、口服液等或泡酒，以方便人們使用。

治病驗方

刺五加片（浸膏、膠囊、顆粒）：益氣健脾，補腎安神，用於脾腎陽虛，體虛乏力，食欲不振，腰膝酸痛，失眠多夢。

經典藥膳

①**刺五加燉雞**：刺五加30克，母雞1隻（淨重約1500克），料理酒、低鈉鹽、蔥段、薑片各適量。將宰殺好的母雞洗淨，入沸水鍋內焯一下撈出。將刺五加去雜質洗淨，放入雞腹內。將雞放入鍋內，加水適量煮沸，放入料理酒、低鈉鹽、蔥段、薑片，改為小火燉至雞肉熟爛，出鍋即成。補腎益精，用於四肢痿弱、步履沉重、腰膝酸痛及性機能低下者食用。

②**刺五加茶**：刺五加30克、紅糖適量。將刺五加洗淨、切段，放入砂鍋內，加入3杯水，煎30分鐘，將煎汁倒入杯中，分4次用紅糖調味飲用。長期飲用可以強壯身體，緩解疲勞。

4 覆盆子

【別名】覆盆、烏藨子、小托盤、山泡等。

【來源】薔薇科植物華東覆盆子的乾燥果實。

【性味歸經】味甘、酸，性微溫，歸肝、腎經。

【產地溯源】主產浙江、福建等地。

【現代研究】覆盆子主要含有有機酸、糖類、少量維生素C、三萜成分、覆盆子酸、鞣花酸和 β-穀甾醇。藥理作用證實，覆盆子具有抑菌和雌激素樣作用。

【選購保存】覆盆子的選購以顆粒完整、色黃綠、質堅實、具酸味者為佳。置陰涼乾燥處，防潮、防蛀。

效用特點

覆盆子的果實味道酸甜，既是一種水果，也是一味良藥。其味酸，有收斂的特性，主要歸肝、腎經，既能收澀、固精、縮尿，又能補益肝腎。固澀而不凝滯，補腎而不燥熱，所以古人稱本品為「金玉之品」。覆盆子是治療腎虛不能封藏、精關不固所致遺精、滑精、陽痿、性冷淡、男女不育不孕等病的專用藥物，常與枸杞、菟絲子、五味子等同用；還可以治療腎虛遺尿、尿頻，常與桑螵蛸、益智仁、補骨脂等藥同用。覆盆子的常規用法是水煎服，成人的每天用量是5～10克。

治病驗方

①覆盆子木通甘草散：覆盆子120克、木通36克、甘草15克，研細末，每日晨起開水調服9克，治療膀胱虛冷，小便頻

數。

②**慶雲散**：覆盆子、五味子、菟絲子、桑寄生各120克，石斛、白朮各90克，天冬270克，紫石英60克，上藥研末，飯後用黃酒調服3克，用於男子陽氣不足，不能生育。

③**五子衍宗丸**：枸杞、菟絲子各240克，覆盆子120克，五味子、車前子各60克。填精補髓，疏利腎氣。治療腎虛精少所致陽痿，早洩，遺精，精冷，久不生育。

🐛 經典藥膳

覆盆子芡實粥：覆盆子20粒、蓮鬚6克、芡實30克、飴糖1湯勺。將覆盆子、蓮鬚、芡實洗淨，先將蓮鬚、芡實入鍋，加適量水，用大火煮沸後，改為用小火煮至芡實熟軟，加入覆盆子、飴糖繼續煮沸即成。補腎縮尿，宜於老年人小便次數多且尿急及遺尿者食用。

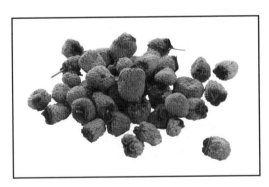

覆盆子

5 金櫻子

【別名】刺榆子、刺梨子、山石榴、山雞頭子、燈籠果、檳榔果、金茶瓶、堂橘子、黃茶瓶、藤勾子、螳螂果、刺橄欖等。

【來源】薔薇科植物金櫻子的乾燥成熟果實。

【性味歸經】味酸、澀,性平,歸腎、膀胱、大腸經。

【產地溯源】主產於廣東、四川、雲南、湖北、貴州等地。

【現代研究】金櫻子主要含有蘋果酸、枸櫞酸（檸檬酸）、鞣酸、樹脂、皂苷、維生素C、糖、少量澱粉等。藥理研究證實,金櫻子具有收斂、止瀉、抑菌、抗病毒、抗動脈硬化等作用。

【選購保存】金櫻子的選購以個大、肉厚、色紅黃、有光澤、去淨毛刺者為佳。置陰涼乾燥處,防潮、防蛀。

效用特點

金櫻子味酸而澀,專功收斂固澀;因其主入腎與膀胱經,腎主藏精,膀胱主司水液的排泄,故金櫻子具有固精、縮尿的作用。

金櫻子含豐富的糖類、檸檬酸、蘋果酸、鞣質、維生素C等成分,適用於腎虛不能封藏、精關不固的遺精滑精;膀胱失於約束之遺尿、尿頻。口服果實能促進胃液分泌,幫助消化,且對腸黏膜有收斂作用,減少分泌,制止腹瀉。單用本品可熬膏服用,或與芡實、菟絲子、補骨脂、海螵蛸等補腎固澀之品

同用，以增強療效。金櫻子的常規用法是用清水煎服，成人每日用量為6～12克。

治病驗方

①**水陸二仙丹**：金櫻子、芡實各等分。先以金櫻子熬膏，芡實研為細粉，以金櫻子膏和芡實粉為丸，每服9克，每日服2次。食前溫酒或淡鹽湯送下。補腎澀精。治療男子遺精白濁、女子帶下屬腎虛不攝者。

②**秘元煎**：山藥、芡實、酸棗仁、金櫻子各6克，白朮、茯苓各4.5克，遠志2.4克，炙甘草、人參各3克，五味子14粒，水煎服。養心健脾，補腎固精，治療心脾兩虛、腎失封藏、夜夢遺精白濁等症狀。

經典藥膳

①**金櫻子燉冰糖湯**：金櫻子15克、冰糖60克。將金櫻子洗淨，加冰糖和水放入碗內，隔水蒸燉1個小時即可。澀精固脫，用於遺精、滑精等。

②**金櫻子燉雞蛋**：金櫻子30克、雞蛋2顆、白糖適量。將金櫻子洗淨，放入鍋內，加入適量水煮沸煎汁，去渣，打入雞蛋，雞蛋熟時，加入白糖，攪勻即成。固精澀腸，滋陰潤燥，用於脾腎虛弱所致的遺精滑精、便溏腹瀉等。

③**金櫻子燉甲魚**：金櫻子15克，熟地、地骨皮各20克，甲魚1隻，生薑、蔥、低鈉鹽、料理酒各適量。先將甲魚宰殺後洗淨，剁成小塊備用。金櫻子、熟地、地骨皮用紗布包好，與甲魚共放入燉鍋中，加入調味料及適量水。用小火燉至甲魚

爛熟後揀去藥包即可。適用於陰虛火旺型帶下，見帶下赤白、質黏稠無臭味、陰部灼熱、伴有頭暈目眩或面部烘熱，心煩失眠、盜汗夢多、小便短赤、大便乾結、舌紅少苔、脈細數等人群。

④**金櫻五苓粥**：金櫻子30克、五味子10克、茯苓粉30克、白米500克、白糖適量。先將金櫻子、五味子共煮，取濃汁200CC；茯苓粉加白米煮粥，粥成後加藥汁，拌勻加白糖，溫服。健脾補腎，用於脾腎虛弱所致的滑精、遺尿、小便頻數、慢性腹瀉等病症。

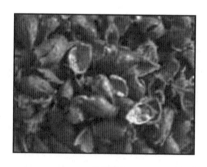

金櫻子

6 熟地黃

【別名】熟地、大熟地、九地等。

【來源】玄參科植物地黃的塊根，經加工炮製而成。

【性味歸經】味甘，性微溫，歸肝、腎經。

【產地溯源】中國大部分地區均產。以河南溫縣、博愛、孟縣（今孟州）等地產量大，品質佳，為「四大懷藥」之一。

【現代研究】熟地黃主要含有梓醇、地黃素、甘露醇、維生素A、糖類及胺基酸等。藥理研究證實，熟地黃能防止腎上腺皮質萎縮，促進腎上腺皮質激素的合成；可促進貧血動物紅細胞、血紅蛋白的恢復，抗血栓形成；還有提高機體免疫功能、抗氧化、降壓等作用。

【選購保存】熟地黃的選購以塊根肥大、軟潤、內外烏黑有光澤者為佳。貯存於乾燥容器內，置陰涼乾燥處，防霉、防蛀。熟地黃炭須散熱，防復燃。

❧ 效用特點

現在臨床使用的地黃有鮮地黃、生地黃、熟地黃三種，熟地黃（常簡稱為「熟地」）是生地黃經過炮製後的藥物，具有補血養陰、填精益髓的功效，是一種上好的中藥材。

熟地黃質潤入腎經，善於滋補腎陰、填精益髓，是滋補腎陰的要藥，古人謂之「大補五臟真陰」，「大補真水」。它可治療肝腎陰虛型的更年期綜合症，以烘熱汗出、五心煩熱、失眠多夢、頭暈耳鳴、口燥咽乾、腰膝酸軟為主要症狀者，常與山藥、山茱萸等同用以補肝腎，如著名的六味地黃丸；以陰虛

骨蒸潮熱為主要症狀的，亦可與知母、黃柏、龜甲等同用以滋陰降火。

熟地黃的常規用法是加水煎煮，用量是10～30克。注意，熟地黃雖然是一味很好的補藥，但它性質黏膩，會影響人體的消化功能，因此，平時痰多、脘腹脹滿疼痛、食少、大便溏瀉的人群不能夠使用。用量較大或長期服用時，最好與陳皮、砂仁等藥同用，防止影響消化系統功能。

治病驗方

①**左歸飲**：熟地黃9～30克，山藥、枸杞各6克，炙甘草3克，茯苓4.5克，山茱萸3～6克，水煎服。補益腎陰。治療真陰不足，腰酸腿軟、盜汗、口燥咽乾、口渴欲飲等；更年期綜合症、神經衰弱、功能性子宮出血等見上述證候者可選用。

②**當歸六黃湯**：當歸9克，熟地黃12克，黃芩9克，黃連、黃柏各8克，生地黃、黃芪各15克。滋陰瀉火。治療陰虛盜汗，陰虛有火，面赤口乾，唇燥心煩，便乾尿黃；更年期綜合症等見上述證候者可選用。

③**地黃雙山丸**：熟地黃24克，山茱萸、山芍藥各12克，澤瀉、牡丹皮、茯苓各9克，研細末，煉蜜為丸，每次服6～9克。治療糖尿病。

經典藥膳

①**熟地黃首烏瘦肉湯**：熟地黃、何首烏各30克，豬瘦肉塊250克。豬瘦肉塊與熟地黃、何首烏同入鍋，加適量清水，大火煮沸後改小火燉2小時，調味食用。滋陰補血，烏髮養顏，

用於更年期血虛型月經過少，表現為月經不調，經行量少或數月不行，頭暈眼花，腰酸腿軟，甚至崩漏。還可用於血虛型頭髮早白，面色枯槁，皮膚粗糙。

②**熟地黃白芍牛骨湯**：熟地黃12克、白芍10克、新鮮牛腿骨1250克、陳皮3克、紅棗5枚、生薑3片。將上述藥材洗淨，紅棗去核掰開。牛腿骨洗淨，斬成段，與諸藥材共置燉鍋內，加適量水，大火煮沸，小火慢燉2～3小時，去熟地黃、白芍、陳皮渣，加低鈉鹽適量調味。飲湯，吃牛骨髓和紅棗。補腎、益精、養血，用於成人腎虛早衰等。

③**地黃烏雞**：烏骨雞200克，熟地黃20克，砂仁10克，蔥段、薑片、低鈉鹽、黃酒等各適量。熟地黃、砂仁用紗布包好。烏骨雞洗淨、切塊，放入鍋內，加適量水，大火煮沸，去浮沫，加入藥包、蔥段、薑片、黃酒，小火燉至肉熟汁少，去藥包，調味即可。滋陰補虛，延年益壽，用於老年人肝腎陰虛及婦女產後體虛等。

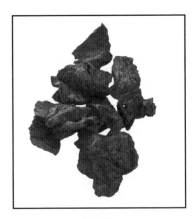

熟地黃

7 菟絲子

【別名】兔絲子、豆寄生、小粒菟絲子、大菟絲子等。

【來源】旋花科植物菟絲子或大菟絲子的成熟種子。

【性味歸經】味辛、甘,性平,歸腎、肝、脾經。

【產地溯源】中國大部分地區均有分佈。

【現代研究】菟絲子主要含有槲皮素、膽醇、糖苷、澱粉等。藥理研究證實,菟絲子具有增強性腺功能、提高免疫力、增強乳酸脫氫酶活性等作用。

【選購保存】菟絲子的選購以顆粒飽滿者為佳。置陰涼乾燥處,防潮、防蛀。

效用特點

菟絲子具有補腎益精的功效,是治療腎虛的常用藥物。更年期綜合症以腎虛為主,多數人以陰虛論治,但實有陰虛、陽虛之分。陽氣有溫暖作用,腎陽不足,下焦虛寒,則會出現腹部冷痛,小腹下墜等,伴有小便頻數或失禁、腰痛,婦女帶下量多、色淡質稀,精神委靡,頭暈耳鳴等,治療時應溫補腎陽。菟絲子的常規用法是加水煎煮,用量是10～20克。菟絲子偏於補陽,陰虛火旺者不宜服用。

治病驗方

①**菟絲子煎**:菟絲子、五味子各30克,生地黃90克,共研末,混勻,飯前米湯調服6克。滋陰清熱。治療陰虛內熱所致四肢發熱、遇風如同火燒。

②**菟絲子杜仲丸**：菟絲子（酒浸）、杜仲（炒）各等分，共研細末，以山藥糊為丸，如梧桐子大，每服50丸，酒或鹽湯送下，治腰痛。

③**菟絲子汁**：菟絲子適量，水煎汁，任意飲之，可以消渴。

ᦰ 經典藥膳

①**菟絲子炒腰肝**：菟絲子20克，豬肝100克，豬腰1個，豌豆苗50克，黑木耳10克，蛋清、澱粉、料理酒、低鈉鹽、蔥、薑、植物油適量。菟絲子炒香，研成細末。豌豆苗洗淨；黑木耳用溫水發好；豬肝洗淨，切薄片；豬腰洗淨，去臊腺，切花。炒鍋燒熱，加入植物油燒至六分熱時，爆香蔥薑，入豬肝、豬腰、黑木耳、豌豆苗、料理酒、低鈉鹽，炒熟即可。補肝腎，益精髓，用於更年期綜合症。

②**菟絲餅**：菟絲子20克，麵粉150克，植物油50克，雞蛋1顆，蔥花、低鈉鹽各適量。菟絲子研細粉，與麵粉混勻，加入雞蛋、蔥花、低鈉鹽調勻成麵團，將麵團用擀麵棍擀成餅狀。平底鍋加入植物油，燒至六分熱，放入麵餅，兩面煎黃、煎熟即成。補腎固腰，益氣補血。

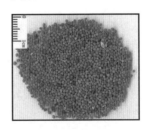

菟絲子

8 枸杞

【別名】枸杞子、寧夏枸杞、西枸杞、枸杞果、杞子、西枸杞、北枸杞、甘枸杞、津枸杞等。

【性味歸經】味甘，性平，歸肝、腎經。

【產地溯源】主產於寧夏、甘肅、新疆等地。產於寧夏的枸杞品質最優，為道地藥材，稱為「寧夏枸杞」或「西枸杞」。

【現代研究】枸杞主要含有甜菜鹼、多糖、脂肪酸、蛋白蛋、硫胺素、核黃素、煙酸、胡蘿蔔素、抗壞血酸、煙酸、β-穀甾醇、亞油酸、微量元素及胺基酸等。藥理研究證實，枸杞具有增強免疫力、抗衰老、強壯、促進造血、抗突變、抗腫瘤、降血脂、降血糖、降血壓、保肝等作用。

【選購保存】枸杞的選購以粒大、色紅、肉厚、質柔潤、籽少、味甜者為佳。貯存乾燥容器內，炒枸杞子、鹽枸杞子應密閉，置陰涼乾燥處，防熱、防潮、防蛀。

効用特點

枸杞既是食物，又是藥物，具有滋補肝腎、益精明目的作用，是治療肝腎陰虛及早衰證的常用藥物。

枸杞具有平補腎精肝血的作用，可治療精血不足所致的視力減退、內障目昏、頭暈目眩、腰膝酸軟、遺精滑泄、耳聾、牙齒鬆動、鬚髮早白、失眠多夢以及肝腎陰虛所致的潮熱盜汗、消渴等證。更年期和糖尿病陰虛症狀明顯的患者可單用枸杞，也可與補肝腎、益精補血類藥物配伍使用。

中醫講「肝受血而能視」，意思是指肝陰血充盛，人才能視物清楚。枸杞透過補益腎精肝血可達到明目的效果。因此，枸杞適用於肝腎陰血不足導致的兩目乾澀、視物昏花、視力減退等病症。另外，藥理學研究證實，枸杞有調節機體免疫功能、保肝、調節血脂等方面的作用。

枸杞的常規用法是加水煎煮或泡水代茶飲，用量是6～12克。注意，平時大便稀軟者不適宜用枸杞。

❧ 治病驗方

①**菊睛丸**：枸杞90克、巴戟天30克、甘菊120克、肉蓯蓉60克。上藥研末，煉蜜糊丸，如梧桐子大小，每次9克，飯前用淡鹽水送服。補肝益腎。治療肝腎不足所致視物模糊、眩暈、流淚。

②**一貫煎**：北沙參、麥門冬、當歸身各9克，生地黃18～30克，枸杞9～18克，川楝子4.5克。滋陰疏肝。治療肝腎陰虛、肝氣不舒證，症見胸脘脅痛，吞酸吐苦，咽乾口燥；更年期綜合症等見上述證候者可選用。

③**枸杞金狗脊煎**：枸杞、金狗脊各12克，水煎服。治腎虛腰痛。

❧ 備用成藥

①**枸杞藥酒**：滋腎益肝，用於肝腎不足，虛勞羸瘦，腰膝酸軟，失眠。

②**枸杞膏**：滋補肝腎，潤肺明目，用於頭目眩暈、虛損久咳等症。

③**枸杞蜜**：補中益氣，潤腸通便，解毒止痛，用於體弱多病者的輔助治療，以及便秘、傷口發炎、水腫等。

經典藥膳

①**玫瑰煮蜜桃**：枸杞15克、玫瑰花3朵、蜜桃100克、冰糖20克。枸杞洗淨；蜜桃洗淨，去皮、核，切片；玫瑰花洗淨，撕成瓣狀。上藥同入燉鍋內，加適量清水，大火燒沸，小火煮30分鐘，加入冰糖攪勻溶化即可。滋養肝血，行氣解鬱，用於更年期綜合症、神經症、抑鬱症等。

②**雙子燉羊肉**：枸杞15克、栗子肉18克、羊肉60克。將羊肉洗淨切塊，拌入胡椒、低鈉鹽、黃酒，撒上蔥花，放入枸杞、栗子，一起入鍋，用小火燉熟。一次食用，每日1次，用於更年期綜合症。

③**枸杞肉絲**：枸杞20克，青筍250克，豬瘦肉適量，低鈉鹽、白糖、料理酒、醬油、澱粉、植物油、香油等各適量。將豬瘦肉洗淨去筋，切成長絲備用；青筍同樣切成絲狀；枸杞洗淨；炒鍋上火，將植物油燒熱，再將肉絲、筍絲同時下鍋炒散，下枸杞及調味品即成。用於高血脂症。

④**山藥枸杞燉甲魚**：枸杞20克、甲魚1隻、山藥50克、生薑2克。將山藥用溫水浸泡30分鐘，泡軟後洗淨。紅棗去核，與枸杞洗淨；甲魚用沸水燙過，去內臟洗淨，切成小塊。把全部用料放入燉盅內，加沸水適量，再倒入黃酒，小火隔水燉2個小時，加入低鈉鹽調味即可。健脾養血，滋陰補腎，用於更年期綜合症、潮熱等。

9 黃精

【別名】 雞頭參、滇黃精、多花黃精、薑形黃精、雞頭黃精等。

【來源】 百合科植物黃精、滇黃精或多花黃精的根莖。

【性味歸經】 味甘，性平，歸脾、肺、腎經。

【產地溯源】 黃精主產於河北、內蒙古、陝西等地；滇黃精主產於雲南、貴州、廣西；多花黃精主產於貴州、湖南、雲南等地。

【現代研究】 黃精主要含有黃精多糖、低聚糖、黏液質、澱粉及多種胺基酸等。藥理研究證實，黃精具有延緩衰老、提高機體免疫功能、增加冠脈血流量、減輕冠狀動脈硬化程度、降血壓、降血脂、調節血糖、抗菌等作用。

【選購保存】 黃精的選購以塊大肥潤、色黃、斷面呈角質透明者為佳。貯存於乾燥容器內。蒸黃精、炙黃精、酒黃精、黑豆製黃精、熟製黃精應密閉，置陰涼乾燥處，防潮、防蛀。

效用特點

黃精自古以來都被視為補虛強壯、延年益壽的佳品。中醫認為人體的衰老與腎、脾的關係密切，腎為先天之本，人體的生長壯老過程與腎氣的盛衰密切相關；脾為後天之本，主運化水穀精微，若脾胃功能由盛轉衰，人體的衰老則從此開始。作為先後天之本，腎虛與脾虛都可加速人體衰老，且兩者相互影響。黃精性味甘平，主歸脾、腎兩臟，為氣陰雙補之品，是平補脾、腎氣陰的良藥。對延緩衰老，改善脾、腎不足有一定療

效。可單用本品熬膏服用，也可與枸杞、何首烏等補益腎精之品配伍使用。

黃精的常規用法是加水煎煮，用量是9～15克。

✎ 治病驗方

①**二精丸**：黃精、枸杞各等分。研末，混勻。做成蜜丸，如梧桐子大小。每次30～50丸，飯前服下。益氣固精，用於肝腎陰虛導致的眩暈、早衰等。

②**蔓荊子散**：黃精100克、蔓荊子50克，九蒸九晒，研末。飯前米湯調服6克，每日2次。補肝明目，延年益壽。治療肝腎陰虛所致的視力下降、視物不清。

③**黃精枸杞丸**：枸杞（冬採者佳）、黃精各等分，搗為末，煉製蜜丸，如梧桐子大。每服50丸，溫水送服。治療精氣不足。

④**黃精煎**：黃精18克，熟地黃、山藥各15克，天花粉、麥門冬各12克，水煎服。治療糖尿病口渴。

✎ 經典藥膳

①**黃精米飯豆腐湯**：黃精15克，白米200克，豆腐、蝦米、海帶絲、調味品各適量。黃精洗淨，切細，放在白米內加水適量煮成黃精米飯；其餘材料做成豆腐湯。安五臟，延年益壽，充盈肌肉，抗疲勞，用於早衰、失眠多夢、面色無華、疲勞等。

②**黨參黃精豬肚**：黨參、黃精各30克，山藥60克，陳皮15克，糯米150克，豬胃1具，低鈉鹽、薑末、花椒各適量。豬胃

洗淨；黨參、黃精煎水取汁；陳皮切細粒，加低鈉鹽、薑末、花椒少許，一併與糯米拌勻，納入豬胃，紮緊兩端；置碗中蒸熟食。補脾益氣，用於脾胃虛弱，少食便溏，消瘦乏力。

③**黃精粥**：黃精15～30克、白米100克、白糖適量。黃精洗淨，煎取濃汁，去渣，入白米同煮，粥熟後加入白糖適量，調勻即可。補脾胃，養心肺，補精髓，抗衰老，用於未老先衰、鬚髮早白以及病後體質虛弱、食少乏力等。

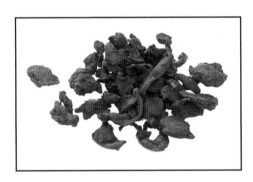

黃精

10 杜仲

【別名】漢杜仲、厚杜仲、綿杜仲、思仙、木綿、思仲、石思仙、玉絲皮、亂銀絲、鬼仙木、絲連皮、絲楝樹皮等。

【來源】杜仲科植物杜仲的乾燥樹皮。

【性味歸經】味甘，性溫，歸肝、腎經。

【產地溯源】主產於四川、雲南、貴州、湖北等地。現以貴州、四川所產最佳。

【現代研究】杜仲主要含有杜仲膠、杜仲苷、松脂醇二葡萄糖苷、桃葉珊瑚苷、鞣質、黃酮類化合物等。藥理研究證實，杜仲具有促進體外成骨細胞的增殖、興奮垂體——腎上腺皮質系統、調節細胞免疫、降壓、催眠、抑制離體子宮自主收縮等作用。

【選購保存】杜仲的選購以皮厚而大、粗皮刮淨、內表面暗紫、斷面銀白色橡膠絲多者為佳。貯存時防潮、防蛀。

效用特點

杜仲具有很高的經濟價值和藥用價值。杜仲善補肝腎，強筋骨，是治療腰痛的特效藥物。中醫理論認為腰為腎之府，如果腎氣虧虛，常導致腰痛而不能活動。杜仲在臨床主要用於治療腎虛腰痛，風濕腰痛，外傷腰痛，經期腰痛等。杜仲入藥時一般採用水煎，用量為10～15克，炒用效果好。本品為溫補之品，陰虛火旺、大便乾燥、咽乾口燥者慎用。

治病驗方

①**杜仲五味子羹**：杜仲500克、五味子700克。上2味切碎，分14劑，每夜取1劑，以水1升，浸至五更，煎3分減1分，濾取汁，以羊腰3～4具，切下之，再煮3～5沸，如作羹法，空腹服，且頓服。用低鈉鹽、醋和之亦得。治療腎虛腰痛。

②**青娥丸**：胡桃肉30個，補骨脂、杜仲各180克，研成細末，用酒調成丸，如梧桐子大小。補腎壯腰，治療腎氣虛弱，感受風寒，所致腰痛如折，起坐艱難，俯仰轉側不利，或足膝酸軟，頭暈耳鳴。

③**杜仲汁**：杜仲、淫羊藿、山藥、川牛膝、山茱萸等各等分，水煎服。治療腰膝酸軟。

經典藥膳

杜仲腰花：杜仲12克，豬腰250克，薑、蔥、紹興酒、地瓜粉、低鈉鹽、白糖、醋、醬油、植物油各適量。先將豬腰洗淨切成腰花；杜仲洗淨，加水煎煮至50CC的濃汁；薑切碎末，蔥切段，用杜仲汁一半，加入紹興酒、地瓜粉、低鈉鹽調拌腰花；白糖、醋、醬油、地瓜粉兌成汁；將調拌好的腰花入油鍋，炒散，倒入調味汁即可。補腎陽，用於腎虛腰痛。

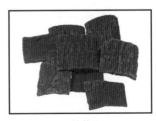

杜仲

11 冬蟲夏草

【別名】蟲草、冬蟲草、春蟲夏草、夏草冬蟲、冬蟲夏草菌、春草等。

【來源】麥角菌科真菌冬蟲夏草菌寄生在蝙蝠蛾科昆蟲幼蟲上的子座及幼蟲屍體的複合體。

【性味歸經】味甘，性平，歸肺、腎經。

【產地溯源】主產於四川、青海、雲南、貴州，西藏、甘肅亦產。

【現代研究】冬蟲夏草主要含有人體必需的胺基酸、糖類、維生素及鈣、鉀、錳、鐵等元素。藥理研究證實，冬蟲夏草具有增強免疫功能、抗腫瘤、鎮靜、抗驚厥、降溫、對抗心肌缺血的ST段改變、保護應激性心肌梗塞和改善腎功能等作用。

【選購保存】冬蟲夏草的選購以完整、蟲體豐滿肥大、外色黃亮、內色白、子座短者為佳。置陰涼乾燥處，防蛀。

ᏸ 效用特點

冬蟲夏草具有調節免疫系統的作用，使其處於最佳狀態而不發病。尤其對呼吸系統具有較好的保健作用；另外還能調節心、肝、腎的功效，對人體如此全面的保健作用，可謂神奇之極，無愧自古以來即有「仙草」之美稱。對於體質虛弱或病後調養者，可以用本品與雞肉、鴨肉、豬肉、牛肉、羊肉等燉湯或蒸煮，也可單獨泡茶、泡酒，用量是5～15克，有補腎固本、補肺益衛的作用；也可入丸、散。

🐾 治病驗方

冬蟲夏草汁：冬蟲夏草30克、貝母15克、百合12克，水煎服。治肺結核咳嗽，咯血，老年虛喘。

🐾 經典藥膳

①**冬蟲夏草燉雞湯**：冬蟲夏草3～4個，雞1隻，枸杞10克，紅棗6枚，花椒、低鈉鹽、蔥段、薑片、胡椒粉、料理酒各適量。將雞洗淨，切塊，放燉鍋內，放入冬蟲夏草、紅棗、枸杞、花椒、料理酒、蔥段、薑片等，燉至雞肉熟爛，放低鈉鹽、胡椒粉調味即可。每週1～2次，連吃2～3週為1療程。提高機體免疫功能。

②**冬蟲夏草酒**：冬蟲夏草40克、米酒500CC。將冬蟲夏草搗碎，裝入淨瓶中，倒入米酒，加蓋密封，置陰涼乾燥處，10日後開啟，過濾去渣，即可飲用。每日3次，每次10～20克，空腹飲用。補肺益腎，增強氣力，止咳化痰。對虛勞羸瘦、病後體弱、神疲乏力、自汗盜汗、陽痿遺精、腰膝酸軟、失眠、痰飲喘嗽患者有食療食補的作用。

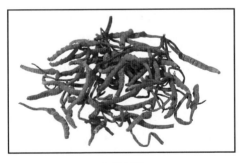

冬蟲夏草

12 鹿茸

【**別名**】花鹿茸、馬鹿茸、斑龍珠等。

【**來源**】鹿科動物梅花鹿或馬鹿的雄鹿未骨化密生茸毛的幼角。

【**性味歸經**】味甘、鹹，性溫，歸腎、肝經。

【**產地溯源**】主產於吉林、黑龍江、遼寧、內蒙古、新疆、青海等地。

【**現代研究**】鹿茸主要含有雌二醇、膽固醇、胺基酸、膠質、葡萄糖胺、鈣、磷、鎂等。藥理研究證實，大劑量鹿茸可使心縮幅度縮小，心率減慢，並使外周血管擴張，血壓降低；中等劑量鹿茸可使心縮幅度增大，心率加快；鹿茸還具有明顯的抗脂質過氧化、抗應激等作用。

【**選購保存**】鹿茸的選購以茸形粗壯、飽滿、皮毛完整、稚嫩、油潤、無骨棱、無釘者為佳。密閉冷藏，或置陰涼乾燥處，防蛀。

🐛 效用特點

鹿茸是最有代表性的補陽藥物。中醫學認為：「天之大寶，只此一丸紅日；人之大寶，只此一息真陽。」陽氣是人體生命活動的原動力，具有溫煦、氣化、蒸騰等作用。人體的生殖功能也是由腎中陽氣決定的。陽氣虛弱可出現手腳發涼、腰膝冷痛、筋骨酸軟、性欲淡漠、男子陽痿早洩、遺精滑精、女子宮冷不孕、小便清長、夜尿增多、神疲乏力、頭暈耳鳴、精神委靡等。

鹿茸較為貴重，臨床使用時，大多研末吞服，或製成丸劑、散劑服用，成人每天用量為1～2克。由於本品藥性溫熱，不可突然大量使用，以防陽升風動，頭暈目赤，口鼻出血。發熱患者也應忌服。

ᆭ 治病驗方

　　鹿茸汁：鹿茸、茯苓各1.5克，附子、菟絲子各0.9克，草果0.3克，水5杯，煮取2杯，日再服，渣再煮，1杯服。治濕久不治，舌白身痛，足跗水腫。

ᆭ 經典藥膳

　　①**鹿茸蒸蛋**：鹿茸0.5克，雞蛋2顆，低鈉鹽、胡椒粉各適量。鹿茸研末；雞蛋打碎倒入碗中，放入鹿茸末及低鈉鹽、胡椒粉，一併調勻，蒸熟食。

　　②**鹿茸酒**：鹿茸2克、懷山藥30克、米酒適量。將鹿茸、淮山藥切碎，放酒瓶中，注滿米酒，蓋好浸泡1月後飲用。酒飲完再注入米酒浸泡。壯元陽，補氣血，益精髓，強筋骨，用於陽痿、小便頻數、勞損諸虛等病症；還有潤膚健美的作用。

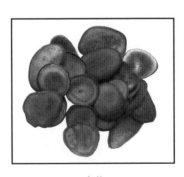

鹿茸

13 海馬

【別名】水馬、馬頭魚、龍落子等。

【來源】海龍科動物線紋海馬、刺海馬、大海馬、三斑海馬或小海馬的乾燥體。

【性味歸經】味甘，性溫，歸肝、腎經。

【產地溯源】主產於廣東沿海的陽江、潮汕、海康、惠陽一帶，以及山東煙臺、青島等地。遼寧、福建等沿海地區亦產。

【現代研究】海馬主要含有大量的鎂和鈣，其次為鋅、鐵、鍶、錳，以及少量的鈷、鎳和鎘。藥理研究證實，海馬可使子宮及卵巢重量增加，還有抗應激能力。

【選購保存】海馬的選購以個大、色白、體完整、堅實、潔淨者為佳。置陰涼乾燥處，防蛀。

效用特點

海馬的形體很有特點，「馬頭蛇尾瓦楞身」，因其頭部酷似馬頭而得名，它是一種奇特而珍貴的海洋生物。海馬也為血肉之軀，有情之物，擅長補腎壯陽，主要用於腎陽虧虛，性欲低下，陽痿不舉，精冷質稀，遺精滑精，夜尿頻數，精神萎靡，四肢無力。常與鹿茸、人參、熟地黃等配伍應用。

海馬的常規用法是水煎服，每天3～9克。由於藥性溫熱，並能活血，所以孕婦及陰虛火旺、口乾咽燥、手腳心熱、兩顴潮紅者忌服。

治病驗方

海馬湯：海馬、枸杞、魚鰾膠、紅棗，水煎服。溫腎縮尿。治療腎陽虛弱，夜尿頻繁。

經典藥膳

①**海馬童子雞**：海馬10克，小公雞1隻，料理酒、低鈉鹽、蔥段、薑片、清湯各適量。將小公雞宰殺後，除淨毛、內臟、爪尖，入沸水鍋焯一下，撈出洗淨；將海馬泡發洗淨，放入雞腹內。將雞放入鍋內，加入適量清湯，燒煮，放入料理酒、低鈉鹽、蔥段、薑片，改為小火燉至雞肉熟爛入味，出鍋即成。溫中壯陽，益氣補精，用於陽痿、早洩、尿頻、虛勞瘦弱、崩漏帶下等症。

②**海馬酒**：海馬2對、米酒500CC。將海馬放入酒瓶內，注入米酒，密封、浸泡，15日後即可飲用。補腎助陽，用於陽痿、腰膝酸軟、小便頻數等症。

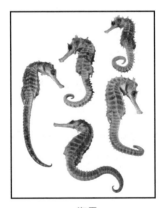

海馬

14 海狗腎

【別名】膃肭臍等。

【來源】海狗科動物海狗或海豹科動物海豹的雄性外生殖器。

【性味歸經】味鹹，性熱，歸腎經。

【產地溯源】主產於中國渤海及黃海沿岸，如遼寧的錦西、興城、大連等地。

【現代研究】海狗腎主要含有雄性激素、蛋白質及脂肪等。藥理作用證實，海狗腎具有雄性激素樣作用。

【選購保存】海狗腎的選購以形粗長、質油潤、半透明、無腥臭、有光澤、色黃棕、無霉蛀、無走油者為佳。置陰涼乾燥處，防蛀。

ᑳ 效用特點

海狗腎含有雄性激素、蛋白質、脂肪等，有興奮性機能作用。

中醫學認為海狗腎為血肉有情之品，有補腎壯陽、益精補髓之功，常用來治腎陽虧虛，腰膝痠弱，陽痿不舉，早洩滑精，精寒不育，精液清冷，小便頻多，大便稀溏，腹中冷痛等症。

服用海狗腎時，多研末沖服，每次1～3克，每日2～3次；也可入丸、散劑或泡酒服。由於海狗腎藥性溫熱，因此陰虛火旺、手腳心熱、兩顴潮紅、咽乾口渴、乾咳無痰、痰中有血等患者忌用。

治病驗方

海狗腎人參山藥酒：海狗腎2個、人參100克、山藥100克、米酒500CC。海狗腎洗淨、切片；人參、山藥洗淨，切片；同置瓶中，加米酒，密封1月，分次飲用。溫腎壯陽。用於命門火衰型陽痿，伴肢冷體寒、五更泄瀉、小便清長者。

經典藥膳

①**海狗腎湯**：海狗腎15克，羊肉500克，料理酒、低鈉鹽、蔥花、薑絲、胡椒粉、植物油各適量。將海狗腎用溫水泡發，去雜質切片；羊肉去雜洗淨，沸水焯一下，撈出洗淨切絲。油鍋燒熱，下羊肉煸炒，加入水、低鈉鹽、蔥花、薑絲煸炒，放入海狗腎，烹入料理酒煸炒，加入水煮沸，改為小火煮熟入味，撒胡椒粉出鍋即成。溫腎壯陽，用於腎虛腰痛、雙膝酸冷、陽痿、遺精、乏力等症。

②**海狗腎酒**：海狗腎30克、米酒500克。將海狗腎洗淨切薄片，放入酒瓶內，注入米酒，密封瓶口，浸泡15天即可飲用。益精髓，用於陽痿、早洩、腰膝酸軟、尿頻、腎虛腰痛等症。

❋ 第八章 ❋
健腦安神中藥

1 柏子仁

【別名】柏實、柏子、柏仁、側柏子、栯仁、側柏仁、柏麥、香柏子、扁柏子、扁柏仁、香柏仁等。

【來源】柏科植物側柏的乾燥成熟種仁。

【性味歸經】味甘，性平，歸心、腎、大腸經。

【產地溯源】主產於山東、河南、河北，陝西、湖北、甘肅、雲南等地亦產。

【現代研究】柏子仁主要含有脂肪油、少量揮發油、皂苷及植物甾醇、維生素A、蛋白質等。藥理研究證實，柏子仁單方注射液可使貓的慢波睡眠深睡期延長，並有顯著的恢復體力作用。另外，柏子仁還可治療變異性心絞痛、夢遊症、男性臟躁證等。

【選購保存】柏子仁的選購以粒飽滿、色黃白、油性大而不泛油者為佳。置陰涼乾燥處，防熱、防蛀。

❧ 效用特點

柏子仁是側柏的種仁，其味甘質潤，主歸心經，具有養心安神之功效，多用於心陰不足、心血虧虛或心神失養所致的心悸怔忡、虛煩不眠、頭暈健忘等，常配人參、五味子、白朮

等；或配酸棗仁、當歸、茯神等同用以養心血、安神志、斂陰液；若治療心腎不交引起的心悸不寧、心煩少寐、夢遺健忘，則配伍麥門冬、熟地黃、石菖蒲等以補腎養心，交通心腎。柏子仁的常規用法是打碎加水煎服，用量是10～20克。大便溏泄及痰多的人應慎用。

❧ 治病驗方

柏子仁丸：柏子仁、半夏曲各60克，煆牡蠣、人參、麻黃根、白朮、五味子各30克，淨麩15克。上藥研末，以適量棗肉製為丸，如梧桐子大小，每服30～50丸，空腹米湯送下。治療陰虛盜汗，心神不安。

❧ 經典藥膳

柏子仁燉豬心：柏子仁15克，豬心1個，低鈉鹽、料理酒、醬油、蔥片各適量。把豬心洗乾淨，切成厚片，同柏子仁放入有適量清水的鍋中，放料理酒、低鈉鹽，在小火上燉至豬心軟爛後，加入醬油、蔥花即成。養心安神，潤腸通便，用於心血不足所致的心悸不寧、失眠多夢等症。

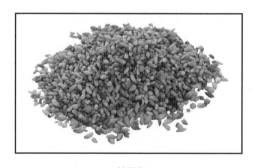

柏子仁

2 麝香

【別名】麝香肉、當門子、香子、元寸香、寸香、元寸等。

【來源】鹿科動物林麝、馬麝或原麝成熟雄體香囊中的分泌物。

【性味歸經】味辛，性溫，歸心、脾經。

【產地溯源】主產於四川、西藏、雲南、陝西、甘肅、內蒙古等地。野生麝多在冬季至次春獵取，獵取後，割取香囊，陰乾，習稱「毛殼麝香」，用時剖開香囊，除去囊殼，稱「麝香仁」，其中呈顆粒狀者稱「當門子」。

【現代研究】麝香主要含有麝香大環化合物如麝香酮等，甾族化合物如睪丸酮、雌二醇、膽甾醇，多種胺基酸如天冬氨酸、絲氨酸等。藥理研究證實，麝香能增強中樞神經系統的耐缺氧能力，改善腦循環；有明顯的強心作用；對由於血栓引起的缺血性心臟障礙有預防和治療作用。

【選購保存】麝香的選購以身乾、色黃、香濃者為佳。貯存時密封，防潮、防蛀。

效用特點

麝香位列靈貓香、海狸香、龍涎香四大動物香料之首，以其芳香之性聞名天下，被譽為「諸香之冠」。麝香還是一味非常名貴的中藥。麝香因其氣味極香，走竄之性甚烈，具有極強的開竅化濁作用，為醒神回甦的要藥，是治療多種原因所致神志昏迷的急救之品，如著名的「涼開三寶」——安宮牛黃丸、

至寶丹和紫雪中均有麝香。治療中風痰厥、溫病熱陷心包及小兒驚風等熱閉神昏，常配伍牛黃、冰片、朱砂等，組成涼開之劑；治療中風卒昏、中惡胸腹滿痛等寒濁或痰濕阻閉氣機，蒙蔽神明的寒閉神昏，常配伍蘇合香、檀香、安息香等藥，組成溫開之劑。

麝香用量相對較小，每次0.03～0.1克，而且是作為丸散直接服用，不用水煎煮。麝香對子宮平滑肌有收縮作用，古代曾用麝香墮下死胎，所以孕婦禁用。

治病驗方

①**麝香諸藥粉**：麝香0.3克，月石、牙皂、明礬、雄精各3克，上藥共研末，密貯，每服1.5克，常用於痰迷心竅。

②**麝香茴香酒**：麝香0.03克（放入臍窩內）、小茴香21克、炮薑15克、吳茱萸12克。後三味共研粗末，用燒酒調和，紗布包好，放在臍上，用艾炷或艾條灸。治療腹痛。

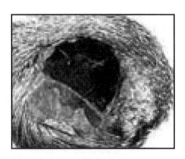

麝香

3 百合

【別名】宣百合、白花百合、新百合、細葉百合等。

【來源】百合科植物百合或細葉百合的肉質鱗葉。

【性味歸經】味甘，微寒，歸肺、心、胃經。

【產地溯源】中國各地均產，以湖南、浙江產者為多。舊時主產於宣州者良，故有「白花百合」、「宣百合」之稱。目前百合四大道地產區為江蘇宜興、湖南邵陽、甘肅蘭州、浙江湖州。

【現代研究】百合主要含有酚酸甘油酯、丙酸酯衍生物、酚酸甘油酯糖苷、甾體糖苷、甾體生物鹼、微量元素、澱粉、蛋白質、脂肪等。藥理研究證實，百合具有鎮靜、止咳、祛痰及對抗組胺引起的哮喘、強壯、耐缺氧等作用，還可以防止環磷醯胺所致白細胞減少症。

【選購保存】百合的選購以肉厚、色白、質堅、味苦者為佳。貯存時防潮、防蛀。

效用特點

百合的食用和藥用歷史都非常悠久，它的地下鱗莖既是傳統中藥又是飲食佳品。百合作為藥用，具有養陰清心、寧心安神的作用，可用於陰虛有熱導致的失眠、心悸。當今越來越大的生活壓力導致人們不斷產生心理和睡眠問題。輕者頭暈目眩、心煩心悸、脾氣暴躁、食欲減退，重者神經衰弱、精神分裂，嚴重地影響了工作、生活和學習。服食百合可以幫助人們緩解緊張的心理，改善睡眠。女性進入更年期後，也會出現類

似的症狀，可將百合納入日常的食譜中。百合的常規用法是加水煎煮，用量是6～12克。

治病驗方

百合地黃湯：百合7枚，生地黃汁200CC。水煎百合，去渣，入地黃汁，再煎。滋陰清熱，治療心肺陰虛內熱的百合病，症見神志恍惚，情緒不能自主，欲睡不能睡，欲食不能食，欲行不能行；神經症、癔症（歇斯底里）、更年期綜合症等見上述證候者可選用。

經典藥膳

①**百合粥**：百合60克、白米250克、白糖100克。百合泡發，將白米和百合放入鍋中，加水適量，待百合與米煮熟時，加入白糖即可。每日服用3～5次。清心安神，潤肺止咳，用於虛煩不寐、精神恍惚等。

②**銀耳百合湯**：百合60克、蓮子10克、銀耳28克、枸杞6克、冰糖140克。將銀耳、蓮子、乾百合用水浸泡一晚，第二天，將其放入鍋中，加水燒沸。加入枸杞，小火燉1小時，加入冰糖，煮5～10分鐘即可。養陰生津，養心安神，防治失眠。

百合

4 酸棗仁

【別名】棗仁、山棗仁、酸棗實、酸棗核、調睡參軍、山酸棗、棘仁、棘實、野棗仁、山酸棗仁、早人等。

【來源】鼠李科植物酸棗的乾燥成熟種子。

【性味歸經】味甘、酸,性平,歸心、肝、膽經。

【產地溯源】主產於河北、陝西、遼寧、河南、山西、山東、甘肅等地。

【現代研究】酸棗仁主要含有皂苷、三萜類化合物、黃酮類化合物、脂肪油和多種胺基酸、維生素C、多糖及植物甾醇等。藥理研究證實,酸棗仁具有鎮靜催眠、抗心律失常、抗驚厥、鎮痛、降壓、降血脂、抗缺氧、抗腫瘤、抑制血小板聚集、增強免疫功能及興奮子宮等作用。

【選購保存】酸棗仁的選購以粒大、飽滿、完整、有光澤、外皮紅棕色、無核殼者為佳。置陰涼乾燥處,防蛀。

效用特點

現在市場上有很多用酸棗加工的飲料、食品,如酸棗汁、酸棗粉、酸棗酒等,人們隨時隨地都可以買到。

酸棗的營養成分很豐富,又有很高的藥用價值,《神農本草經》中很早就有記載,酸棗可以「安五臟,輕身延年」。心主神志,需陰血滋養才能維持睡眠正常。心主血,肝藏血,若陰血虧虛,不能榮養心神,神失所養則易導致失眠。酸棗仁味甘能補,歸心、肝經,善養心陰,益肝血而有安神之效,是養心安神的要藥。

臨床上，酸棗仁主治心肝陰血虧虛，心失所養，神不守舍之心悸、怔忡、失眠、多夢、眩暈、健忘等症，常配當歸、白芍、何首烏、龍眼肉等藥物以補益心脾，養血安神；配知母、茯苓、川芎等同用以除煩寧神，可以治療肝虛有熱的虛煩不眠；與黃耆、當歸、黨參等補氣養血藥配伍，可以治療心脾氣血虧虛，驚悸不安，體倦失眠；與麥門冬、生地、遠志等合用以滋腎補心安神，可以治療心腎不足，陰虧血少，心悸失眠，健忘夢遺。

　　酸棗仁的常規用法是打碎加水煎煮，用量是9～15克。亦可作丸散服，或研末。睡前開水送服5～10克，有良好的安神催眠作用。本品炒後質脆易碎，便於煎出有效成分，可增強療效。

治病驗方

　　①**酸棗仁湯**：炒酸棗仁15克，甘草3克，知母、茯苓、川芎各6克，水煎，分3次溫服。養血安神，清熱除煩。治療肝血不足，虛熱內擾證，症見虛煩失眠，心悸不安，頭目眩暈，咽乾口燥；神經衰弱、心臟神經症、更年期綜合症等見上述證候者可選用。

　　②**天王補心丹**：人參、茯苓、玄參、丹參、桔梗、遠志各15克，當歸、五味子、麥門冬、天冬、柏子仁、炒酸棗仁各30克，生地黃120克。上藥研為細末，煉蜜為小丸，用朱砂水飛9～15克為衣，每次服6～9克，溫開水送下，或用桂圓肉煎湯送服；亦可改為湯劑，用量按原方比例酌減。滋陰清熱，養血安神。治療陰虛血少，神志不安證，症見心悸怔忡，虛煩失

眠，神疲健忘，手足心熱，口舌生瘡，大便乾結；神經衰弱、冠心病、精神分裂症等見上述證候者可選用。

經典藥膳

①**棗仁粥**：酸棗仁60克、白米400克。將酸棗仁炒熟，放入鍋內，加水適量煎熬，取其藥液備用；將白米淘洗乾淨，放入鍋內，再把藥液倒入煎煮，待米熟爛時即成。養陰、補心、安神，用於心脾兩虛的心煩不眠等症。

②**酸棗仁煎餅**：酸棗仁5克，人參2克，茯神6克，糯米粉、白麵粉各100克。將酸棗仁微炒，同人參、茯神研為細末，與糯米粉、白麵粉攪拌均勻，加水適量，調勻，烙成煎餅，每日1次，空腹食用。養心安神，健脾和胃，用於失眠心悸、體倦乏力、神疲食少等症。

③**酸棗仁老雞湯**：酸棗仁20克、桂圓肉30克、紅棗10枚、老雞1隻、低鈉鹽5克。將酸棗仁、桂圓肉洗淨。老雞處理洗淨，切大塊，放入沸水中焯熟。將2000CC清水放入燉鍋內，煮沸後加入酸棗仁、桂圓肉、紅棗、老雞，大火燉沸後，改用小火燉3小時，加低鈉鹽調味即可。酸棗仁能寧心安神，補肝血。桂圓肉補血養心安神。老雞養陰補虛，與補血養心的桂圓、紅棗及寧心安神的酸棗仁一同燉成湯，對血虛心失引起的心悸失眠有較好的食療作用。此湯有補血養心，解憂安神的作用。

④**酸棗豬心湯**：酸棗仁、茯苓各15克，遠志5克，豬心1個。把豬心切成兩半，洗乾淨，放入淨鍋內，然後把洗乾淨的酸棗仁、茯苓、遠志一塊放入，加入適量水置於火上，用大火

燒開後撇去浮沫，移小火燉至豬心熟透後即成。每日1劑，吃心喝湯。此湯有補血養心、益肝寧神之功用。可治療心肝血虛引起的心悸不寧、失眠多夢、記憶力減退等。

⑤**芹菜棗仁湯**：芹菜90克、酸棗仁9克。將芹菜洗淨切段，同酸棗仁一起放入鍋中，加適量水共煮為湯。睡前飲服，宜常服。平肝清熱，養心安神，用於虛煩不眠、神經衰弱引起的失眠健忘、高血壓頭暈目眩等病症。

⑥**五味棗仁飲**：五味子5克、酸棗仁10克、夜交藤20克、丹參6克、白糖適量。將前4味藥水煎取汁，入白糖煮沸。臨睡前飲，分2次服。補益腎陰，養血安神，常用於更年期綜合症。

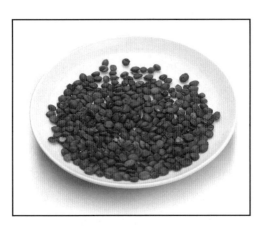

酸棗仁

5 龍眼肉

【別名】桂圓肉、桂圓、桂元肉、元肉、圓肉、圓眼、龍眼、龍眼乾、龍眼錦等。

【來源】無患子科植物龍眼的假種皮。

【性味歸經】味甘，性溫，歸心、脾經。

【產地溯源】主產於廣東、福建、臺灣、廣西等地。

【現代研究】龍眼肉主要含有葡萄糖、蛋白質、脂肪以及維生素B1、維生素B2等。藥理研究證實，龍眼肉具有改善記憶、促進生長、增強體質等作用。

【選購保存】龍眼肉的選購以片肥厚、色黃棕、質柔潤、味甜濃者為佳。置通風乾燥處，防潮、防蛀。

效用特點

《神農本草經》把龍眼肉列為上品，記載其「久服強魂聰明，輕身不老，通神明」。

龍眼肉味甘，具有補虛作用，主歸心經、脾經，善於補益心脾氣血，心主神明，脾主智，故可達滋養腦府神明而益智、安神之效。不論嚼食還是煎水服用，均可治療氣血不足、久病虛弱所致健忘、失眠等。

現代藥理研究也證實龍眼肉水提取物對大腦老化有抑制作用，對學習記憶能力有改善作用。

龍眼肉的常規用法是用水煎服，成人每日用量為10～25克，因其為日常果品之一，用量也可增至30～60克。注意：濕盛中滿或有停飲、痰、火者，不宜服用龍眼肉。

⁓ 治病驗方

歸脾湯：白朮、當歸、白茯苓、黃耆、遠志、龍眼肉、炒酸棗仁、人參各3克，木香1.5克，炙甘草1克，加生薑、紅棗，水煎服。益氣補血，健脾養心。治療心脾氣血兩虛證，症見心悸怔忡，失眠健忘，盜汗，體倦食少，面色萎黃；神經衰弱、心臟病等見上述證候者都可選用。

⁓ 經典藥膳

①**龍眼冰糖**：龍眼肉10克、冰糖3克。將龍眼肉洗淨，與冰糖同放入茶杯中，用沸水沖泡，加蓋，泡片刻即可。每日1劑，隨沖隨飲，隨添開水，最後將龍眼肉嚼食。補益心脾，安神益智，用於思慮過度，精神不振，心悸健忘，失眠多夢等。

②**龍眼棗仁飲**：龍眼肉、炒酸棗仁各10克，芡實12克。將3味藥放入砂鍋中，加水適量，煮沸後用小火煮40分鐘。每日1劑，食龍眼肉、喝湯。養血安神，用於心悸失眠、乏力、記憶力下降者。

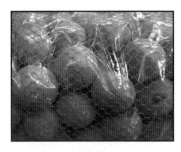

龍眼肉

6 遠志

【別名】小草根、光棍茶、小雞腿、線茶、遠志筒、遠志肉、苦遠志、關遠志、遠志通、遠志棍、遠志梗、遠志骨、棘菀等。

【來源】遠志科植物遠志或卵葉遠志的根。

【性味歸經】味苦、辛，性溫，歸心、腎、肺經。

【產地溯源】主產於山西、陝西、吉林、河南、河北等地。以山西產量大，陝西產者品質好。

【現代研究】遠志主要含有皂苷、遠志酮、生物鹼、糖及糖苷、遠志醇、細葉遠志定鹼、脂肪油、樹脂等。藥理研究證實，遠志具有改善記憶、鎮靜、催眠、抗驚厥、祛痰、鎮咳、降壓、抗衰老、抗突變、抗癌、興奮子宮平滑肌、溶血、抑菌等作用。

【選購保存】遠志的選購以根粗、肉厚、皮細、色嫩者為佳。置通風乾燥處。

✿ 效用特點

自古醫家就把遠志當成延年益智的佳品，早在《神農本草經》中就記載遠志「利九竅，益智慧，耳目聰明，不忘，強志，倍力」。晉朝葛洪在《抱朴子・仙藥篇》中載：「陵陽子仲服遠志二十年……開書所視不忘。」藥王孫思邈也將遠志列為益智方藥的首位。

中醫學認為遠志苦泄，辛散溫通，能助心陽，益心氣，開心氣之鬱結，又能通腎氣而強志不忘，為交通心腎、安定神

志、益智強識之佳品。臨床上，常用來治療心腎不交之心神不寧、失眠、驚悸等症，常與茯神、龍齒、朱砂等鎮靜安神藥配伍使用以安神定志；治療思慮過度，勞傷心脾，健忘失眠，常配伍麥門冬、丹參、酸棗仁、人參、當歸、玄參、龍眼肉等藥同用以補益心脾、寧心安神。

　　遠志的常規用法是加水煎煮，用量是3～9克。外用適量。需要注意的是：凡實熱或痰火內盛者慎用；遠志的有效成分對胃黏膜有刺激作用，胃炎、胃潰瘍患者應慎用。

⤳ 治病驗方

　　①**遠志石菖蒲汁**：遠志、石菖蒲各等分，煎湯常服。可治健忘。

　　②**遠志飲**：遠志研粉，每次服3克，每日2次，米湯沖服。治療神經衰弱，健忘心悸，失眠多夢。

⤳ 經典藥膳

　　遠志蓮子粥：遠志30克、蓮子15克、白米50克。先將遠志泡去心皮，與蓮子均研為粉；再將白米煮成粥，候熟，入遠志和蓮子粉，再煮2沸即可。隨意食用。補中益心志，聰耳明目，用於失眠、健忘、怔忡、心悸等症。

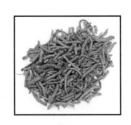

遠志

第九章
潤腸通便中藥

1 大黃

【別名】川軍、將軍、熟軍、生軍、香大黃、黃良、火參、膚如、蜀大黃、錦紋大黃、牛舌大黃、錦紋、馬蹄黃、破門、無聲虎、銀荏黃等。

【來源】蓼科植物掌葉大黃、唐古特大黃或藥用大黃的根及根莖。

【性味歸經】味苦，性寒，歸心、脾、胃、大腸、肝經。

【產地溯源】掌葉大黃主產於甘肅、青海、西藏、四川等地；唐古特大黃主產於青海、西藏、四川等地；藥用大黃主產於四川、貴州、雲南、湖北等地。

【現代研究】大黃主要含有蒽苷、大黃酸、大黃素、大黃酚、蘆薈大黃素、大黃素甲醚、膠質、樹脂、大黃鞣質等。藥理研究證實，大黃具有增強腸蠕動，抑制腸內水分吸收，促進排便的作用，尚有抑菌、抗病毒、保肝、止血、降血壓、降血脂等作用。

【選購保存】大黃的選購以個大、質堅實、氣清香、味苦而微澀者為佳。貯存時防潮、防蛀。

ᚙ 效用特點

　　大黃是治療積滯便秘之要藥，能蕩滌腸胃，推陳致新。對於患有大便困難，乾結難下，口乾口臭，甚至腹部脹滿疼痛等症狀的患者，大黃有清熱瀉火、瀉下通便的功效。

　　大黃的常規用法是加水煎煮，用量是5～10克。治療便秘時應後下，不宜煎的時間太長，或用開水泡服。另外，脾胃虛弱、婦女懷孕、經期及哺乳期忌用。「是藥三分毒」，久服大黃可引發肝硬化、電解質紊亂等併發症。因而，奉勸長期靠大黃治便秘的患者，應慎用。

ᚙ 治病驗方

　　溫脾湯：大黃15克，當歸、乾薑各9克，附子、人參、芒硝、甘草各6克，水煎服。攻下冷積，溫補脾陽。治療陽虛寒積證，症見腹痛便秘，臍下絞結，繞臍不止，手足不溫；急性單純性腸梗阻或不全梗阻等見上述證候者可選用。

ᚙ 經典藥膳

　　大黃蜂蜜飲：大黃9克、蜂蜜15克。將大黃放入杯子中，加沸水100CC，泡15分鐘後加入蜂蜜調勻即可。直接飲用，但不可長期飲用。清熱潤腸，用於熱結便秘。

2 番瀉葉

【別名】泄葉、泡竹葉、弟兄葉、地熏葉、辛拿葉、通幽、通幽草等。

【來源】豆科植物狹葉番瀉或尖葉番瀉的乾燥小葉。

【性味歸經】味甘、苦，性寒，歸大腸經。

【產地溯源】狹葉番瀉主產於紅海以東至印度一帶，現在埃及和蘇丹等地亦有生產；尖葉番瀉主產於埃及的尼羅河中上游地區；現在中國的廣東、海南及雲南西雙版納等地均有栽培。

【現代研究】番瀉葉主要含有番瀉苷、大黃酚葡萄糖苷、蘆薈大黃素、大黃酸等。藥理研究證實，番瀉葉具有瀉下、止血、鬆弛肌肉、解痙作用。

【選購保存】番瀉葉的選購以葉片大、完整、色綠、梗少、無泥沙雜質者為佳。避光，置通風乾燥處貯存。

🐍 效用特點

番瀉葉的功效主要是瀉熱通便。因其苦寒降泄，既能瀉下導滯，又能清導實熱，故適用於熱結便秘，大多單味泡服；若熱結便秘、腹滿腹痛者，可與枳實、厚朴配伍，以增強瀉下導滯作用。

番瀉葉適合老年人便秘及習慣性便秘；小劑量使用有緩瀉的作用，大劑量應用番瀉葉會有攻下的作用，治療嚴重便秘並伴有腹部脹滿等症狀的患者。應該注意的是，長期使用番瀉葉會減弱胃腸蠕動功能，導致排便更困難，加重便秘，且停藥

後難以正常排便。番瀉葉的常規用法是開水泡服,用量1.5～3克。

治病驗方

番瀉葉飲:番瀉葉1～3克,用開水泡服,起緩下作用,5～6小時後,排出大便,對於習慣性便秘及老年便秘、體虛便秘等均可按此量應用。若用5～10克,即起攻下作用,引起水瀉,常用於腸鏡檢查前的腸道清潔。

經典藥膳

①**番瀉葉菠菜湯**:番瀉葉5克、菠菜200克、雞蛋1顆、生薑3片。番瀉葉與清水500CC,共煎,去渣取汁放進鍋中,大火滾沸後,下菠菜,再沸後徐徐加入蛋液,調入適量食油、低鈉鹽即可。瀉熱通便,用於熱結大便乾燥、排便困難,伴有腹脹、口臭、手足心熱等症。

②**降脂養生茶**:桑葉、荷葉、生山楂各5克,番瀉葉4克,枸杞8克,泡沸水作茶飲用,每日一次。降脂,通便,用於高血脂、便秘等,忌久服。

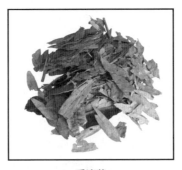

番瀉葉

3 火麻仁

【別名】大麻仁、火麻、線麻子、麻子仁、大麻子、白麻子、冬麻子、火麻子、麻木等。

【來源】桑科植物大麻的乾燥成熟果實。

【性味歸經】味甘，性平，歸脾、大腸經。

【產地溯源】主產於黑龍江、遼寧、吉林、四川、甘肅、雲南、江蘇、浙江等地。

【現代研究】火麻仁主要含有脂肪油。藥理研究證實，火麻仁具有瀉下、降血壓等作用。

【選購保存】火麻仁的選購以顆粒飽滿、果仁色乳白者為佳。置於陰涼乾燥處，防潮、防蛀。

∽ 效用特點

火麻仁味甘，性平，主要含脂肪油，能潤燥滑腸，滋養補虛。其質潤多脂，能潤腸通便，又兼滋補作用，最適合體弱者、老人、產婦及津血不足的腸燥便秘證。單用即可起效，或常與郁李仁、瓜蔞仁等潤腸通便藥同用。火麻仁的通便作用與所含脂肪油有關，脂肪油在腸中遇到腸液後產生脂肪酸，刺激腸壁，增強腸蠕動，並可減少大腸吸收水分。

火麻仁的常規用法是加水煎煮，用量是10～15克。

∽ 治病驗方

脾約丸：麻子仁、大黃各10克，芍藥、枳實、厚朴、杏仁各5克。上藥為末，煉蜜為丸，每次9克，每日1～2次，溫開水

送服。亦可按原方用量比例酌減，改湯劑煎服。潤腸泄熱，行氣通便。治療胃腸燥熱，脾約便秘證，症見大便乾結，小便頻數；體質虛弱、老年腸燥便秘、習慣性便秘、產後便秘、痔瘡术後便秘等見上述證候者可選用。

☙ 經典藥膳

①**四仁通便茶**：炒杏仁、炒柏子仁、炒火麻仁、炒松子仁各15克。上述4味藥搗碎放入保溫杯中，用適量開水沖泡15分鐘，代茶飲。具有潤腸通便、寧心益智的功效。小兒不宜服用此茶。

②**紫蘇麻仁粥**：紫蘇子、火麻仁各12克，白米100克，低鈉鹽各少許。將紫蘇子、火麻仁洗淨研細，再以水煎取汁，將藥汁與白米一同入鍋，加適量水燒沸，小火慢煮，至米熟粥成，調入低鈉鹽即可。用於老人、孕婦、產婦或體弱者大便不通。

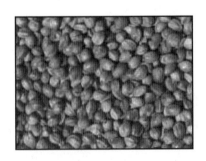

火麻仁

4 肉蓯蓉

【別名】大芸、淡大芸、金筍、寸芸、蓯蓉、縱蓉、地精、地丁、列當、肉松蓉、黑司命等。

【來源】列當科植物肉蓯蓉帶鱗葉的肉質莖。

【性味歸經】味甘，性平，歸脾、大腸經。

【產地溯源】主產於黑龍江、遼寧、吉林、四川、甘肅、雲南、江蘇、浙江等地。

【現代研究】肉蓯蓉主要含有微量生物鹼及結晶性中性物質。藥理研究證實，肉蓯蓉能透過促進小腸蠕動而通便；具有抗衰老等作用。

【選購保存】肉蓯蓉的選購以條粗壯、密被鱗葉、色棕褐、質柔潤者為佳。置於陰涼乾燥處，防潮、防蛀。

效用特點

肉蓯蓉功效平和，甘鹹質潤，入大腸，善於潤腸通便，多用於老年人及病後、婦女產後津液不足、腸燥便秘等症，常與火麻仁、柏子仁等藥配伍同用。肉蓯蓉的常規用法是水煎煮，用量是10～15克。

治病驗方

濟川煎：當歸9～15克、牛膝6克、肉蓯蓉6～9克、澤瀉4.5克、升麻1.5～3克、枳殼3克，水煎服。溫腎益精，潤腸通便。治療腎虛、精津不足證，症見大便秘結，習慣性便秘、老年便秘等見上述證候者可選用。

🦋 經典藥膳

①**蓯蓉煎**：肉蓯蓉、當歸各15克，火麻仁12克，蜂蜜30CC。前3味藥用水煎煮，取汁，調入蜂蜜服用。每天1劑。補腎壯陽，潤燥通便，用於大便燥結，習慣性便秘。

②**核桃飲**：核桃肉30克，生首烏、肉蓯蓉各10克。上述藥物加水煎煮，去渣，取汁飲用。補腎助陽，潤腸通便，用於老年人便秘。

③**藥膳方**：肉蓯蓉15克，浸泡在適量米酒中，然後切片，用水3碗，煎為1碗，或加少許調味品，一次服完，可連服數日。填精補髓，潤腸通便，用於大便燥結。

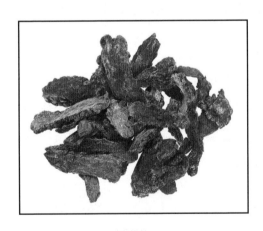

肉蓯蓉

✲ 第十章 ✲
美容養顔中藥

1 紅棗

【別名】大紅棗、棗子、乾棗、美棗、良棗、刺棗、棗、丹棗等。

【來源】鼠李科植物棗的乾燥成熟果實。

【性味歸經】味甘，性溫，歸脾、胃、心經。

【產地溯源】主產於河北、河南、山東等地。

【現代研究】紅棗主要含有有機酸、三萜苷、生物鹼、黃酮、糖、維生素、胺基酸、揮發油、微量元素等。藥理研究證實，紅棗具有增強肌力、增加體重、增加胃腸黏液、改善胃腸病損、保護肝臟、抗變態反應、鎮靜、催眠、抑制癌細胞增殖、鎮咳、祛痰等作用。

【選購保存】紅棗的選購以色紅、肉厚、飽滿、核小、味甜、無霉蛀者為佳。置乾燥處，防霉蛀。

❧ 效用特點

紅棗是中國特有的果品之一，是補虛健身的佳品，流傳有「日吃三棗，終身不老」的說法。對於紅棗的補虛作用，英國一位醫學家在163名虛弱患者中做過試驗，凡是連續吃紅棗的患者，恢復健康的速度非常快，只用了單純吃維生素藥劑的人

1/4的時間，因此被稱為「天然維生素丸」。

　　紅棗具有補氣健脾的功效，李時珍曾稱其為「脾之果」，脾病患者最宜食用。對於脾胃虛弱、食欲不振、大便稀溏、疲乏無力等病症有很好的治療作用。單用即可，或與人參、白朮等配伍；與當歸、白芍等配伍可治療血虛證；加入補氣養血方中，則可治療氣血兩虛證。紅棗又能養血安神，治療氣血不足之心悸失眠，或悲傷欲哭、不能自主之臟躁證。此外，紅棗還能延緩衰老，正如俗語所言：「年年月月吃紅棗，雖增歲齡不見老」。

　　紅棗藥用的劑量是6～15克，水煎服。咳嗽痰多者不宜服用。

⌇ 治病驗方

　　甘麥紅棗湯：炙甘草10克、小麥30克、紅棗5枚。上藥加水適量，小火煎煮，取煎液三次，混勻，早晚溫服。養心安神，補脾和中。治療精神恍惚，無故悲傷欲哭，不能自主，喜怒無常；神經症、癔症（歇斯底里）、抑鬱症等見上述證候者可選用。

⌇ 經典藥膳

　　紅棗黑木耳湯：紅棗20枚、黑木耳20克、冰糖適量。將黑木耳用溫水泡發洗淨，放入碗中，加水、紅棗和冰糖，將碗放置蒸鍋中蒸1小時左右即可。潤燥補血，紅潤面色，用於貧血。

2 阿膠

【別名】驢皮膠、東阿膠等。

【來源】馬科動物驢的皮去毛後熬製而成的黑色膠塊。

【性味歸經】味甘，性平，歸肺、肝、腎經。

【產地溯源】中國各地均產，以山東、浙江等地產量為多。以山東省東阿縣的產品最著名，故名「阿膠」。

【現代研究】阿膠主要含有骨膠原，經水解後得到多種胺基酸。藥理研究證實，阿膠能促進血中紅細胞和血紅蛋白的生成，作用優於鐵劑；改善動物體內鈣平衡，促進鈣的吸收和在體內的存留等；還具有增強免疫力、抗休克、抗炎、抗腫瘤、抗疲勞、增強學習記憶力、促進骨折癒合等作用。

【選購保存】阿膠的選購以表面黑褐色、平滑而有光澤、碎片對光照視顯琥珀色、半透明狀、質堅脆易碎、不發軟黏合者為佳。可貯於木箱（盒）內或者存於密封盒內，底層放少許石灰或其他吸潮劑，如矽膠或專用的食品乾燥劑包，這樣可防止阿膠因受潮而結餅、起霉花。

🐛 效用特點

阿膠由精血所化生，屬血肉有情之品，是補益心肝陰血的佳品，單用就有很好的療效。取其滋補心血之效，可用於心血虛證，症見面色無華，心悸失眠，氣短乏力，脈細等；取其滋補肝血之效，可用於肝血虛證，症見面色萎黃，唇甲色淡，頭暈目眩，婦女月經量少，色淡，甚則閉經，肌膚甲錯等，如缺鐵性貧血、再生障礙性貧血等。沖為血海，任主胞胎，取阿

膠養血安胎，調補沖任之功，還可用於肝腎不足所致的胎動不安，胎漏下血，如先兆流產、習慣性流產等。阿膠還常用作病後調理的補品。此外，阿膠透過補血作用，可以使人體氣色紅潤；同時阿膠富含膠原，有利於保持皮膚彈性，所以阿膠還是女性護膚美容的佳品。

阿膠的常規用量是5～15克。使用方法特殊，需要烊化兌服。因為阿膠為膠類藥物，黏性較大，為避免入煎黏鍋或黏附其他藥物影響煎煮，可單用水或黃酒將其加熱熔化服用，也可以用煎好的藥液沖服。但阿膠終為一味補血藥物，性質偏於黏膩，容易影響人體的消化功能，脾胃虛弱、消化不良的人群應慎用。

ᔆ➤ 治病驗方

膠艾湯：阿膠、川芎、甘草各6克，當歸、艾葉各9克，白芍12克，乾地黃15克，除阿膠外諸藥水煎服，去渣。將阿膠放入藥汁中烊化服用。養血止血，調經安胎。治療沖任虛損、血虛有寒所致的崩漏下血、淋漓不斷、月經過多，或者產後、流產損傷沖任所致下血不止等。

ᔆ➤ 經典藥膳

①**阿膠八寶粥**：糯米或黃米250克，花生、紅小豆、冰糖各50克，蓮子、薏仁各30克，桂圓10克，阿膠15克。上述原料除阿膠外加水煮粥，至粥將熟時，再放入阿膠，稍煮即可。常年服用可滋陰補血，強身益智，延年益壽。

②**糯米阿膠粥**：阿膠30克、糯米100克、紅糖適量。糯米

加水煮粥將熟時，加入搗碎的阿膠，邊煮邊攪拌，至煮沸時加入紅糖即可。分2次溫熱服用。養血止血，滋陰補虛，用於血虛人群。

③**蓮子桂圓阿膠粥**：蓮子30克、桂圓30克、阿膠15克、紅棗10枚、糯米150克、紅糖適量。先將蓮子、桂圓用水浸泡30分鐘後與糯米、紅棗一同放入鍋內，加適量清水煮至粥熟時，再將阿膠、紅糖對入粥中，稍煮片刻即可食用。每日2次，早、晚服食。

④**阿膠燉肉**：豬瘦肉100克、阿膠10克、低鈉鹽適量。鍋內加水適量，先燉豬瘦肉，煮熟後加入阿膠烊化，少量低鈉鹽調味。養血，用於貧血。

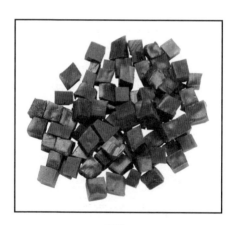

阿膠

3 當歸

【別名】秦歸、秦當歸、西當歸、岷歸、岷當歸、川當歸、雲歸、馬尾當歸等。

【來源】傘形科植物當歸的根。

【性味歸經】味甘、辛，性溫，歸肝、心、脾經。

【產地溯源】主產於甘肅、陝西、四川、雲南、湖北等地。甘肅省東南部的岷縣（秦州），產量多，品質好，為道地藥材，俗稱「岷當歸」。

【現代研究】當歸主要含有揮發油、有機酸、糖類、維生素、胺基酸等。藥理研究證實，當歸具有興奮子宮平滑肌、促進血紅蛋白及紅細胞生成、降血脂、抗實驗性動脈硬化、抗血栓、抗心律失常、保護心肌細胞、提高機體免疫力、抗腫瘤等作用。

【選購保存】當歸的選購以主根粗長、油潤、外皮色黃棕、斷面色黃白、氣味濃郁者為佳。貯存時防潮、防蛀。

效用特點

當歸是中國常用的傳統中藥材，具有悠久的歷史，素有「十方九當歸」之稱。當歸在治療婦科疾病方面應用更是廣泛，如《本草綱目》中記載：「當歸調血，為女人要藥，有思夫之意，故有當歸之名。」

為什麼當歸擅長治療婦科病呢？中醫學認為「婦女以陰血為本」，常見病以血瘀、血虛、寒凝者居多，當歸的補血、活血、散寒作用，正好可以治療上述幾種原因引起的婦科病。在

臨床上，當歸主要用於治療血虛、血瘀引起的多種疾病，是許多名方的主要成分。這些方劑大多藥簡效捷，至今仍被醫家廣泛採用。

當歸的常規用法是加水煎煮，用量是5～15克。當歸有這麼好的治病作用，是不是任何一個人都可以用呢？注意，當歸含有大量油性成分，具有潤腸通便的作用，平時大便稀溏或肚子脹滿的人不宜使用。

🐍 治病驗方

①**當歸黃耆汁**：當歸10克、黃耆60克，煎水飲。亦可將用量增加，煎成膏滋食。用於失血後氣血耗傷，或氣虛血虧，體倦乏力，頭昏。

②**歸耆蜜膏**：當歸、黃耆各30克，陳皮10克，火麻仁100克，蜂蜜適量。將火麻仁搗碎，同前三藥加水煎取汁液，再煎至濃稠，入等量經煎煉的蜂蜜，攪勻，煎溶。每次食1～2匙。黃耆補中益氣，當歸、蜂蜜、火麻仁潤腸，兼用陳皮理氣。用於老人氣虛腸燥，大便秘結難通，少氣自汗。

③**生化湯**：當歸24克，川芎9克，桃仁6克，乾薑、炙甘草各2克，水煎服。養血，祛瘀，生新。治療血虛寒凝、瘀阻胞宮所致的產後惡露不行，小腹冷痛；產後子宮復舊不良、產後宮縮疼痛、胎盤殘留、子宮肌瘤、慢性子宮內膜炎等見上述證候者可選用。

④**當歸芍藥散**：當歸、川芎各9克，芍藥30克，茯苓、白朮各12克，澤瀉15克，水煎服。養血調肝，健脾利濕。治療肝鬱氣滯、脾虛濕盛所致的婦女腹痛、帶下量多、月經不調等；

慢性盆腔炎、子宮炎、附件炎、卵巢囊腫、子宮肌瘤、功能性子宮出血等見上述證候者可選用。

∽ 經典藥膳

①**當歸生薑羊肉湯**：當歸、生薑各30克，羊肉500克，低鈉鹽適量。當歸、生薑洗淨切片；羊肉入沸水鍋內焯去血水，撈出切條備用。砂鍋加清水適量，將羊肉、當歸和生薑下鍋，大火煮沸，改用小火燉約1.5小時至羊肉熟爛，加低鈉鹽調味即可。養血散寒，用於血虛血瘀寒凝所致的腹痛等。

②**當歸雞蛋**：當歸9克、雞蛋2顆、紅糖50克。當歸煎水取汁後，打入雞蛋煮熟，加紅糖調勻，每次月經完全結束後服1次。補血調經，用於婦女血虛所致月經過少。

③**豬骨當歸湯**：豬脛骨500克，當歸15克，植物油、低鈉鹽、黃酒、薑片、蔥末各適量。將豬脛骨與當歸放入鍋中，加水適量，用大火煮沸，改用小火煎煮60分鐘，加入植物油、低鈉鹽、黃酒、薑片和蔥末即可。滋補肝腎，強健筋骨，用於血虛所致月經量少、閉經、面色無華。

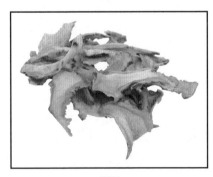

當歸

4 白芍

【別名】白芍藥、芍藥、金芍藥、離草根、可離根、將離根、天鬥、玉鬥、天魁、玉魁、冠芳等。

【來源】毛茛科植物芍藥的根。

【性味歸經】味苦、酸，性微寒，歸肝、脾經。

【產地溯源】主產於浙江、安徽、四川等地。

【現代研究】白芍主要含有芍藥苷、牡丹酚、芍藥花苷、芍藥內酯、苯甲酸、揮發油、脂肪油、樹脂糖、澱粉、黏液質、蛋白質和三　類成分等。藥理研究證實，白芍具有調節免疫、解痙、鎮靜、鎮痛、抗驚厥、降壓、擴張血管、抗炎、抗菌等作用。

【選購保存】白芍的選購以根粗長勻直、皮色光潔、質地堅實、斷麵粉白色、粉性大、無白心或斷裂者為佳。置乾燥處，防蛀。

❧ 效用特點

白芍是一味很常用的補血藥物。中醫學認為血液具有滋養和濡潤的作用，如血虛則不能濡養顏面，表現為臉色蒼白、萎黃、沒有光澤，嘴唇、指甲顏色偏淡，頭暈眼花等；血不養心則表現為心慌、失眠、多夢等；血虛不能充盈胞宮，婦女則表現為月經不調、經血量少、顏色偏淡等；血虛不能濡養皮膚則表現為皮膚乾燥粗糙、手腳麻木等。各種貧血患者或身體虛弱人群常會出現這些症狀。這時可以用白芍與其他補血藥如熟地黃、當歸、阿膠、龍眼肉等配伍使用。

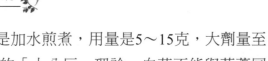

白芍的常規用法是加水煎煮，用量是5～15克，大劑量至15～30克。按照中藥的「十八反」理論，白芍不能與藜蘆同用。

治病驗方

①**四物湯**：熟地黃12克，當歸、白芍各9克，川芎6克，水煎服。補血。治療血虛面色無華，唇甲色淡，頭暈目眩，心悸失眠，各種貧血、月經不調等見上述證候者可選用。

②**補肝湯**：當歸、生地、芍藥、川芎、酸棗仁、木瓜各9克，甘草3克，水煎服。養血柔肝，活血調經。治療肝血不足，頭暈目眩，月經量少，肢體麻木等。

經典藥膳

白芍川芎燉魚頭：白芍、川芎各10克，甘草6克，鯉魚頭1隻，料理酒、薑、蔥、低鈉鹽各適量。白芍、甘草、川芎潤透切片；鯉魚頭洗淨，去鰓；薑切片，蔥切段。魚頭抹上料理酒、低鈉鹽，放入燉鍋內，加入白芍、甘草、川芎，注入清水800CC，放入薑片、蔥段。燉鍋置於大火燒沸，再用小火燉煮20分鐘即成。每日1次，每次吃魚頭50～100克。行氣補血，鎮靜止痛。

白芍

5 白果

【別名】銀杏、銀杏仁、白果仁、靈眼、佛指柑、佛指甲、公孫樹果仁、鴨腳子、鴨腳果仁、鴨掌樹果仁等。

【來源】銀杏科喬木植物銀杏的成熟種子。

【性味歸經】味甘、苦、澀，性平，有毒，歸肺經。

【產地溯源】中國各地均有栽培。

【現代研究】白果主要含有黃酮、奎寧酸、銀杏酸、銀杏酚等。藥理研究證實，白果對多種細菌及皮膚真菌有不同程度的抑制作用，還具有祛痰、鬆弛支氣管平滑肌、抗衰老、抗過敏等作用。

【選購保存】白果的選購以個大均勻、種仁飽滿、殼色白黃者為佳。置於陰涼乾燥處，防潮、防蛀。

⁇ 效用特點

銀杏種子的藥用名稱為「白果」，其營養豐富，具有天然保健作用，可延緩衰老，益壽延年，在宋朝被列為皇家貢品。

白果性澀，可收斂正氣而固護下焦，長於治療婦女白帶異常，根據辨證分型可與不同的藥物配伍：對於脾腎虧虛、帶下清稀的，常配伍山藥、蓮子等使用；對於濕熱所致婦女白帶色黃腥臭，則需配伍黃柏、苦參、車前子等，以清濕濁而止帶。

白果的常規用法是加水煎煮，用量是5～10克。值得注意的是，白果有毒，中毒症狀為噁心、嘔吐、腹痛、腹瀉、發熱、頭痛、煩躁不安，嚴重者可因呼吸麻痺而死亡。因此，白果絕對不可多用，尤其是小孩更應注意。

⟋᪣ 治病驗方

易黃湯：山藥30克、芡實30克、黃柏6克、車前子3克、白果12克，水煎服。固腎止帶，清熱祛濕。治療脾腎兩虛，濕熱帶下，帶下黏稠量多，色黃如濃茶汁，其氣腥穢；子宮頸炎、陰道炎等見上述證候者可選用。

⟋᪣ 經典藥膳

①**豆腐皮白果粥**：白果（去殼皮）15克、豆腐皮20克、白米100克。將豆腐皮泡開；白米淘淨，加入白果、豆腐皮煮粥，溫熱服。養胃消痰，止咳平喘，固腎止帶，用於肺虛喘咳，腎虛遺尿，小便頻數，寒濕帶下，色白清稀，量多無臭，腰部酸痛及四肢不溫，倦怠乏力，下肢水腫，食欲不振等症。

②**白果蓮子烏雞**：白果6克、蓮肉15克、糯米50克、烏骨雞1隻。先將白果、蓮肉研面；烏雞去毛及內臟，洗淨後將藥粉放入雞腹，和糯米同入砂鍋，加水適量，慢火煮至雞熟爛。吃肉飲粥，頓服。補虛養血，健脾止帶，用於肝腎虛損，帶下量多，綿綿不斷或赤白帶下。

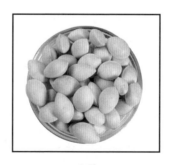

白果

6 艾葉

【別名】蘄艾、祁艾、灸草、五月艾等。

【來源】菊科植物艾的葉。

【性味歸經】味辛、苦，性溫，有小毒，歸肝、脾、腎經。

【產地溯源】中國大部分地區均產。以湖北蘄州產者最好，為道地藥材，俗稱「蘄艾」，也寫作「祁艾」。

【現代研究】艾葉主要含有揮發油、倍半萜、環木菠烷型三萜及黃酮類化合物等。藥理研究證實，艾葉對子宮平滑肌有興奮作用，能明顯縮短出血和凝血時間，還具有抑菌、平喘、鎮咳、祛痰等作用。

【選購保存】艾葉的選購以葉厚、色青、背面灰白色、絨毛多、質柔軟、香氣濃郁者為佳。貯存於乾燥容器內，置陰涼乾燥處，防潮、防蛀。

效用特點

艾葉能暖氣血、溫經脈，是溫經止血的要藥，適用於虛寒性出血病症，尤其是婦科的出血性疾病，如崩漏、月經過多等。「崩漏」指的是婦女在非月經期，陰道的不規則出血，「崩」是指陰道突然大量出血，「漏」是指出血日久，持續不斷。

人體除了十二正經，還有奇經八脈，其中沖任兩脈與女性的生理關係更為密切。沖任不固，不能固攝血液會導致出血、月經過多等。另外，虛寒也可以導致類似的症狀。單用艾葉，

或與阿膠、芍藥、乾地黃等同用，可治療虛寒或沖任不固所致的崩漏下血。

艾葉不僅能溫經通脈、散寒止痛，還善於調經，是治婦科虛寒型月經不調或痛經的要藥。常用於下焦虛寒所致的月經不調、經行腹痛、不孕及帶下清稀等病症。可用單味艾葉煎服，或以之炒熱熨敷臍腹，或用艾條、艾炷於腹部穴位進行熏炙。

艾葉還是婦科安胎的要藥。艾葉用酒煎服，或與阿膠、桑寄生等藥物同用，可用於妊娠胎動不安、先兆流產等的治療。此外，將艾葉製成艾條、艾炷等，用以熏炙體表穴位，能溫煦氣血，透達經絡，為溫灸的主要原料。

艾葉的常規用法是加水煎煮，用量是3～10克，外用適量。溫經止血最好炒炭用。艾葉不適合陰虛內熱者使用，也就是有潮熱盜汗症狀的人群不建議使用。

治病驗方

①**艾葉諸藥丸**：艾葉（炭）、當歸各120克，香附（醋制）240克，吳茱萸（制）、白芍（酒炒）、炙黃耆、川芎各80克，肉桂20克，地黃40克，續斷60克，以上十味，粉碎成細末，過篩，混勻，每100克粉末加煉蜜110～130克製成小蜜丸或大蜜丸，口服，每次9克，糖尿病患者慎用。治血虛氣滯，下位虛寒所致的月經不調、痛經。

②**艾附暖宮丸**：香附12克，艾葉、吳茱萸、川芎、白芍、黃耆、生地黃、川椒各6克，續斷、肉桂各5克。米醋糊丸，如梧桐子大小，每次服6克。暖宮溫經，養血活血。治療子宮虛寒所致面色萎黃、四肢疼痛、倦怠乏力、月經不調、腹痛、不

孕等。

經典藥膳

①**艾葉白米紅糖粥**：乾艾葉15克（鮮品30克），白米50克，紅糖適量。艾葉煎取濃汁去渣，與白米、紅糖加水煮成稠粥。月經停止後3天服用，月經來前3天停用。每日2次，早、晚溫熱服。溫經止血，散寒止痛，用於婦女虛寒型痛經、月經不調、小腹冷痛等。

②**艾葉阿膠湯**：艾葉15克、阿膠20克。艾葉入鍋加清水，大火煮沸後改小火熬1～2小時，加入搗碎的阿膠粒，邊煮邊攪勻至阿膠溶化後服用。溫經祛寒，養血止血，用於虛寒型月經過多、崩漏，表現為月經量多、色淡紅、質稀薄，或夾清稀白帶、腰酸腹痛、得溫痛減、下腹空墜感、畏寒、四肢發冷、喜熱飲、口乾不渴等。脾胃虛弱者不宜多食。

③**艾葉煮雞蛋**：雞蛋1顆、艾葉200克。雞蛋與艾葉同放入砂鍋內，加清水500CC，煮至雞蛋熟。食蛋，飲10CC湯汁。養血安胎，溫經止血，用於先兆流產的輔助治療。

④**膠艾燉羊肉**：新鮮羊肉塊250克，阿膠、艾葉各12克，生薑4片。上料同入燉盅，加適量沸水，燉盅加蓋，隔水小火燉3小時，調味服食。養血補肝，固崩止血，用於虛寒型無排卵型功能失調性子宮出血，表現為倦怠乏力，腰膝酸軟，月經不調，經行量多，色淡紅，淋瀝不止，頭暈心悸，面色無華。

7 女貞子

【別名】女貞實、冬青子、冬青樹子等。

【來源】木犀科植物女貞的成熟果實。

【性味歸經】味甘、苦,性涼,歸肝、腎經。

【產地溯源】主產於浙江、江蘇、湖南等地。

【現代研究】女貞子主要含有齊墩果酸、乙醯齊墩果酸、熊果酸、甘露醇、葡萄糖、棕櫚酸、硬脂酸、油酸、亞油酸等特質。藥理研究證實,女貞子對免疫功能具有雙向調節作用;還具有抗衰老、升高白細胞、強心、預防動脈硬化、降血糖、保肝、利尿、止咳、緩瀉、抗菌、抗腫瘤等作用。

【選購保存】女貞子的選購以粒大、飽滿、色黑紫、乾燥無雜質者為佳。貯存於乾燥容器內,對酒女貞子、鹽女貞子、醋女貞子須密閉,置陰涼乾燥處,防潮、防蛀。

效用特點

女貞子具有滋補肝腎、烏鬚明目的功效,適用於肝腎陰虛證。女貞子藥性偏寒涼,可以清熱;其味甘,具有補益作用,又主要歸肝經和腎經,所以長於補益肝腎之陰,是治療肝腎陰虛所致的眩暈耳鳴、失眠多夢、潮熱心煩、腰膝酸軟的常用藥物,女貞子透過補益肝腎可以使精血充足,使頭髮和眼睛得以滋養而達到烏黑頭髮和明目的效果,對鬚髮早白、目暗不明、視力減退有特效。

女貞子的常規用法是加水煎煮,用量是6～12克。因主要成分齊墩果酸不易溶於水,因此本藥入丸劑更好。用黃酒拌後

蒸製，可增強滋補肝腎作用，並減弱苦寒的性質。注意，平時大便次數偏多、稀軟，或者怕冷的人不能使用。

🐛 治病驗方

女貞子酒：乾女貞子200克、米酒500CC。將女貞子洗淨，放入米酒中，加蓋密封，每天振搖1次，1週後開始服用。每日1～2次，每次1小盅。補益肝腎，抗衰去斑。

🐛 經典藥膳

①**女貞子桑椹煎**：女貞子、炙何首烏各12克，桑椹15克，旱蓮草10克。將以上4味藥加水煎取汁，每日1劑。滋補肝腎，用於肝腎不足的眩暈、鬚髮早白等。

②**女貞子續斷豬尾湯**：女貞子12克、續斷10克、新鮮豬尾1條（約300克）、生薑3片、紅棗5枚、低鈉鹽適量。女貞子、續斷洗淨；紅棗洗淨去核；豬尾刮淨毛，切去肥肉，洗淨，切塊。上料共置瓦燉內，加水適量，大火煮沸後，小火慢燉1.5小時，去女貞子、續斷渣，加低鈉鹽適量調味即可。飲湯，吃豬尾肉、紅棗。補腎滋陰，用於腎陰虧虛所致耳鳴、鳴聲如蟬、眩暈腰痛等。

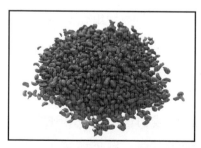

女貞子

8 何首烏

【別名】首烏、赤首烏、地精、赤斂、陳知白、交藤根、夜合根、野番薯等。

【來源】蓼科植物何首烏的乾燥塊根。

【性味歸經】味苦、甘、澀，性溫，歸肝、心、腎經。

【產地溯源】中國大部分地區均有出產。

【現代研究】何首烏主要含有蒽醌類化合物如大黃酚、大黃素，還含有卵磷脂、右旋兒茶精等。藥理研究證實，何首烏具有抗衰老作用，能夠延緩衰老和防止疾病的發生；能增強人體免疫力；還具有降低血脂、抗動脈硬化、保肝、抗菌、保護神經等作用。

【選購保存】何首烏的選購以個大、質堅實而重、紅褐色、斷面顯雲錦花紋、粉性足者為佳。置通風乾燥處保存。

ᕛ 效用特點

中醫認為，「腎為先天之本，腎藏精，主生殖發育」。虞摶《醫學正傳》中就記載有，「腎氣盛則壽延，腎氣衰則壽夭」。可見腎虛與衰老的發生有密切的關係。文獻研究也顯示，自古以來的養生家都十分重視保養腎精。何首烏擅長補益腎精，養血滋陰，故而有抗衰老之效。

臨床應用有生首烏和制首烏之別。生首烏的炮製法：將新鮮的何首烏去雜質，洗淨，用水泡至八分透，撈出，潤至內外濕度均勻，切片或切成方塊，晒乾。主要功效為解毒，消癰，潤腸通便，主治瘰鬁瘡癰，風疹瘙癢，腸燥便秘。制首烏的炮

製法：取何首烏塊倒入盆內，用黑豆汁與黃酒拌勻，置罐內或適宜容器內，密閉，隔水燉至汁液吸盡，取出，晒乾。主要功效為補肝腎，益精血，烏鬚髮，強筋骨，主治血虛萎黃，鬚髮早白，腰膝酸軟，崩漏帶下。在現代中醫臨床上常用於治療高血脂症。

何首烏的常規用法：內服，煎湯，10～20克；熬膏、浸酒或入丸、散。外用，適量，煎水洗、研末撒或調塗。

治病驗方

首烏黑豆丸：何首烏、生地黃、側柏葉、女貞子、墨旱蓮、黑芝麻各30克，陳皮15克、大青葉12克、川椒9克，水煎2次，去渣，合併煎液，入黑豆500克，煮至藥汁吸盡，取出黑豆晾乾，為烏髮丸。每次嚼食60粒，每日3次。治療鬚髮早白、脫髮等症。

經典藥膳

首烏山楂飲：何首烏、山楂各15克，白糖適量。將何首烏、山楂分別洗淨，切片，放入鍋內，加適量水煎煮1小時，濾出煎汁加白糖攪勻即可。此飲可增強機體免疫功能，強壯身體，延年益壽，烏鬚髮，使皮膚光澤。

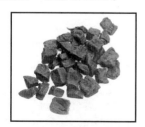

何首烏

9 月季花

【別名】月季、月月紅、四季花、勝春等。

【來源】薔薇科植物月季的花。

【性味歸經】味甘、淡、微苦，性平，歸肝經。

【產地溯源】中國各地均產，主產於江蘇、山東、山西、河北等地。以江蘇產量大，品質佳。

【現代研究】月季花主要含有揮發油如香茅醇、橙花醇、丁香油酚等，此外還含有沒食子酸、苦味酸、鞣質等。藥理研究證實，月季花所含沒食子酸有很強的抗真菌作用。

【選購保存】月季花的選購以完整、色紫紅、半開放、氣清香者為佳。置陰涼乾燥處，防潮、防蛀。

❧ 效用特點

古人用「只道花無十日紅，此花無日不春風」的詩句讚歎月季花。它以美麗多彩的身姿和頑強的生命力成為中國很多城市的市花。它還是一味可以治病的中藥，具有活血調經、疏肝解鬱、消腫解毒的功效。因為此藥長於調經，可使月經按月而行，於是就有了「月月紅」的別名。

中醫認為，皮膚色斑與肝氣鬱滯、瘀血內停等多種因素有關，是人體垃圾在皮膚的反應。月季花歸肝經，既能疏肝解鬱，又能活血化瘀，使得氣血運行通暢，從而達到消除色斑的作用。氣滯血瘀也可導致婦女月經不調或痛經甚至閉經，月季花透過疏肝理氣、活血化瘀，可以達到調理月經的目的。月經不調患者常同時伴有面色晦暗或色斑等，本藥可一箭雙鵰，既

可調經又可消斑。月季花可單用開水泡服，也可與玫瑰花、當歸、香附等同用，用量是2～5克，不宜久煎。本藥用量不宜過大，多服久服可引起腹痛、腹瀉。孕婦、月經過多或月經期婦女禁用，大便稀軟、次數多者也不宜使用。

☙ 治病驗方

①**月季花汁**：月季花3克，元寶草、益母草、艾葉、小茴香各10克。水煎服，治痛經。

②**月季花酒**：月季花研末，每次1～1.5克，用酒吞服，然後臥床發汗，治筋骨疼痛，骨折後遺症疼痛。

☙ 經典藥膳

①**月季花茶**：鮮月季花15克，沸水沖泡，代茶飲。活血調經，用於血瘀所致月經不調、痛經，面色晦暗等。

②**月季酒**：月季花12克，當歸、丹參各30克，冰糖50克，黃酒1000CC。上藥切碎，與黃酒同置容器中，密封浸泡7天後加入冰糖，攪勻溶化即成。每日飲用2～3次，每次15～30CC。活血調經，用於血瘀所致月經不調、經來腹痛難忍、月經量少或經閉。

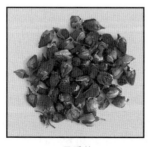

月季花

10 玫瑰花

【別名】玫瑰。

【來源】薔薇科植物玫瑰的乾燥花蕾。

【性味歸經】味甘、微苦，性溫，歸肝、脾經。

【產地溯源】主產於江蘇、浙江、福建、山東、四川等地。

【現代研究】玫瑰花主要含有揮發油。藥理研究證實，玫瑰花具有促進膽汁分泌和保護心肌缺血等作用。

【選購保存】玫瑰花的選購以花朵大、完整、瓣厚、色紫、色澤鮮、不露蕊、香氣濃者為佳。保存時防潮、防蛀。

效用特點

玫瑰花具有疏肝解鬱、活血止痛的功效。中醫認為皮膚色斑與肝氣鬱滯、濕熱內蘊、陰虛火旺、瘀血內停等多種因素有關。玫瑰花適用於肝鬱氣滯所致的色斑，患者常伴有精神抑鬱、煩躁易怒、食欲不振、脅肋不舒等症狀。此外，玫瑰花還可以緩解工作壓力。目前許多女性借助芳香療法調節心理、身體疲憊，玫瑰花正是這種療法最常用的藥物，它具有美白、緩解緊張的作用。

玫瑰花的常規用法是加水煎煮，也可用開水沖泡，用量是1.5～6克。潮熱、盜汗、口乾者不宜使用。

治病驗方

①**玫瑰香附汁**：玫瑰花、香附各6克，水煎服，治氣滯、

胸脅脹悶作痛。

　　②**玫瑰諸藥飲**：玫瑰花、川楝子、白芍各9克，香附12克，水煎服，治胃痛。

🐚 經典藥膳

　　①**玫瑰肉片**：玫瑰花2朵、豬肉片70克、青椒1個。豬肉片放入低鈉鹽與澱粉拌勻。取下玫瑰花瓣，放入水中充分浸泡，洗淨後瀝乾；青椒洗淨切片。油鍋燒熱，放入青椒翻炒，加入豬肉片一起拌炒，然後放入低鈉鹽。加入一杯清水稍煮，最後放入玫瑰花瓣煮沸即可。活血補血，潤澤。

　　②**玫瑰李仁綠豆飲**：玫瑰花6克（布包），綠豆15克，甜李仁10克，紅棗4枚。將上4味藥同放鍋內，加適量水煎煮，去玫瑰花布包，加白糖調味服食。清熱解毒，疏肝理氣，用於肺胃積熱所致尋常痤瘡。

　　③**海帶玫瑰花湯**：海帶、綠豆各12克，玫瑰花8克，紅糖適量。將玫瑰花用紗布包好，與其他原料一起放入鍋中，加適量水煮。煮好後拿出玫瑰花包，加入適量紅糖調味即可。清熱解毒，用於消除粉刺。

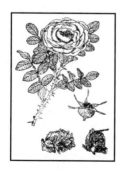

玫瑰花

11 薏仁

【別名】薏米仁、薏苡仁、苡仁米、苡仁、薏米、苡米、米仁等。

【來源】禾本科植物薏苡的成熟種仁。

【性味歸經】味甘、淡，性涼，歸脾、胃、肺經。

【產地溯源】中國大部地區均產，主產於福建、河北、遼寧等地。

【現代研究】薏仁主要含有薏苡仁油、薏苡仁酯、脂肪油、胺基酸等。薏仁具有鎮痛、解熱、鎮靜、降血糖、抗癌等作用。

【選購保存】薏仁的選購以粒大充實、色白、無皮碎者為佳。置通風乾燥處，防蛀。

⚡ 效用特點

薏仁俗稱「薏米」，是粗糧中營養成分比較豐富的食品之一，同時還有很高的藥用價值，也被稱為「糧藥」。薏仁有健脾滲濕、除痹痛、舒筋脈的作用。薏仁味甘、淡，主歸脾經。中醫認為味甘具有補益作用，味淡具有滲利水濕作用，所以薏仁既可補脾促進水濕的排泄，還可滲濕除痹，舒緩筋脈的拘攣，是治療風濕痹證，筋脈拘攣、疼痛、屈伸不利的常用中藥，對局部紅腫熱痛症狀明顯者，效果更佳。

薏仁的常規用法是加水煎煮，用量是9～30克；或直接煮熟食用。薏仁對子宮有興奮作用，所以孕婦應慎用。

治病驗方

①**薏仁湯**：薏仁30克，芍藥、桂枝12克，當歸、麻黃、蒼朮各10克，甘草6克，生薑7片，水煎服。祛風通痹，舒利關節。

②**四妙丸**：黃柏、蒼朮、牛膝、薏仁各240克。水泛為丸，每次服用6～9克，溫開水送下。清熱利濕，舒筋壯骨。治療濕熱下注，足膝紅腫，筋骨疼痛；風濕性關節炎、痛風性關節炎等見上述證候者可選用。

經典藥膳

①**桑枝薏仁米湯**：桑枝、薏仁各30克，雞腳4對。將桑枝、薏仁洗淨；雞腳用沸水焯後備用。三者放入鍋中，加水適量，上火煮湯，調味即可。分次服食。祛風除濕，清熱通絡，用於濕熱痹證，關節紅腫，屈伸不利。

②**薏仁白米粥**：薏仁、白米各30克。將白米和薏仁洗淨，放入鍋中，加清水適量共煮粥，空腹食，用於風濕痹痛、筋脈拘攣及脾虛泄瀉。

❋ 附錄 ❋
中藥與常見食物相剋表

藥名	食物
巴豆	蘆筍、冷水
白果	白鱔
白朮	青魚、桃、李、白菜、香菜、大蒜
半夏	羊肉、飴糖
薄荷	鱉肉
補骨脂	豬血、油菜
菖蒲	羊肉、飴糖
常山	生蔥、萵筍
丹皮	蒜、香菜
丹參	食醋、酸物、牛奶、黃豆及肝類
當歸	濕麵
地黃	蘿蔔、蔥、蒜
茯苓	醋、酸物
附子	豆豉
甘草	豬肉、白菜、海菜
何首烏	蔥、蒜、蘿蔔
厚朴	豆類、鯽魚
黃連	豬肉、冷水
桔梗	豬肉
荊芥	河豚、蟹
龍骨	鯉魚
麥門冬	鯉魚、鯽魚

藥名	食物
牛膝	牛肉
人參	蘿蔔、龜肉
威靈仙	茶、麵湯
烏梅	豬肉
吳茱萸	豬肝
細辛	萵筍
仙茅	牛肉、牛奶
鬱金	丁香
紫蘇	鯉魚

◎本書圖片甚多，未能一一校正，如有雷同，請與編輯部聯繫，本社將予稿酬致謝。

國家圖書館出版品預行編目資料

本草綱目中的100種常用的養生藥材 / 李興廣
作. －－初版. －－ 新北市：華志文化, 2016.05
面； 公分. －－（醫學健康館；5）

ISBN 978-986-5636-53-1（平裝）

1.本草綱目 2.中藥材

414.121 105004796

日 華志文化事業有限公司
系列／／醫學健康館 005
書名／／本草綱目中的一○○種養生藥材

作者 李興廣醫師
執行編輯 林雅婷
美術編輯 黃美惠
封面設計 黃雲華
文字校對 陳麗鳳
企劃執行 康敏才
總編輯 黃志中
社長 楊凱翔
出版者 華志文化事業有限公司
電子信箱 huachihbook@yahoo.com.tw
地址 116台北市文山區興隆路四段九十六巷三弄六號四樓
電話 02-22341779
印製排版 辰皓國際出版製作有限公司

總經銷商 旭昇圖書有限公司
地址 235新北市中和區中山路二段三五二號二樓
電話 02-22451480
傳真 02-22451479
郵政劃撥 戶名：旭昇圖書有限公司（帳號：12935041）

出版日期 西元二○一六年五月初版第一刷
售價 二四○元
書號 C205

本書由山西科學技術出版社獨家授權台灣華志出版

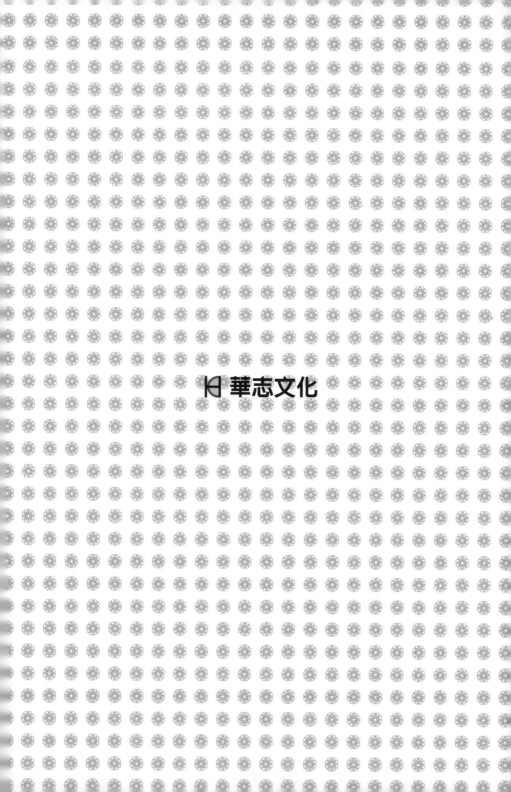

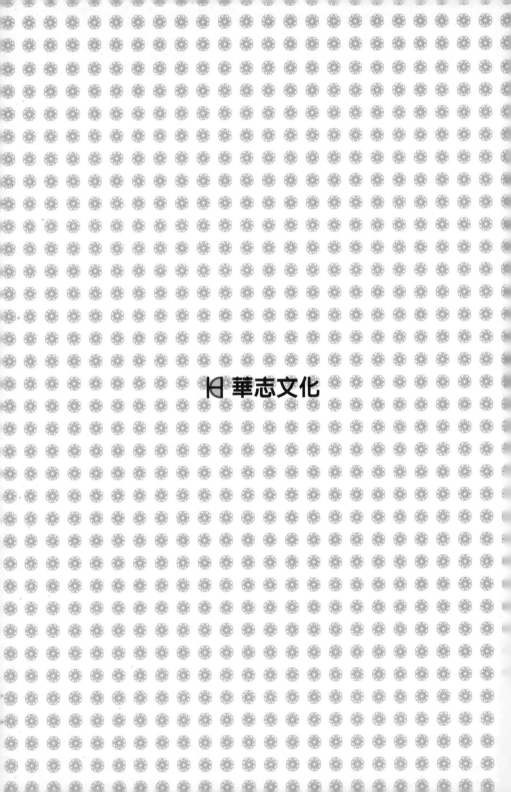
華志文化